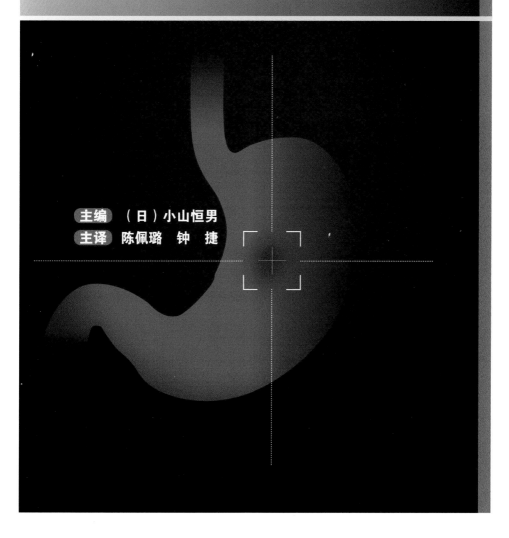

胃癌
ESD术前诊断

主编　（日）小山恒男
主译　陈佩璐　钟　捷

辽宁科学技术出版社
·沈阳·

编委会

■主 编

小山恒男　佐久综合医院胃肠科主任

■参 编（依编写顺序）

堀田欣一　静冈县静冈癌中心医院内镜科主任
小山恒男　佐久综合医院胃肠科主任
友利彰寿　佐久综合医院胃肠科
高桥亚纪子　佐久综合医院胃肠科
筱原知明　佐久综合医院胃肠科
三池　忠　宫崎大学医学部第二内科
国枝献治　佐久综合医院胃肠科
冈本耕一　德岛大学消化内科
森田周子　京都大学大学院医学研究科消化内科
田中雅树　静冈县静冈癌中心医院内镜科
北村阳子　佐久综合医院胃肠科
船川庆太　鹿儿岛大学医学部消化内科
关亚矢子　长野市民医院消化内科
西山祐二　综合医院水岛协同医院内科
柴垣广太郎　鸟取市立医院
吉永繁高　国立癌研究中心中央医院消化内镜科
田沼德真　手稻溪仁会医院消化内科
山里哲郎　有田共立医院内科
吉田　晃　带广厚生医院第三内科

■主 译

陈佩璐　上海交通大学医学院附属瑞金医院消化内科
钟　捷　上海交通大学医学院附属瑞金医院消化内科

作者序

1985 年，当我刚刚毕业于滋贺医科大学的时候，我梦想着自己能成为一名全能的医生。而在那时的日本国内，能够进行全科医生培训的机构只有佐久综合医院，所以我毫不犹豫地选择了这家医院。在完成了全科医生培训后，我独自去了一家农村诊疗所。我每天去患者家中出诊，经常会听到患者的各种要求和愿望，诸如"你能帮我治好这个病就好了"、"要是能不动刀治疗就好了"等。于是，在毕业后的第 5 年我选择了做一名消化科专科医生。

1991 年，我拜新潟大学病理科渡边英伸教授为师。记得在一次病例讨论会上，渡边教授给我留下了深刻的印象。他仅仅看着手术标本，就快速诊断出病灶的组织学形态、浸润深度以及浸润方式。我觉得他太不可思议了。渡边教授的这种诊断技术启发了我，若能把这种技术运用到内镜诊断上就好了。

1992 年，我结束了一年期的新潟大学病理科学习，再次回到佐久综合医院工作。我的老师清水茂文先生将他自费购买的显微镜借给我使用，我把显微镜放在内镜室的一角，自己在显微镜下观察了所有的活检标本，然后我开始着手于病理图片与内镜图片的对比工作。当有 EMR 标本时，我会用大头针固定好标本，在实体显微镜下拍摄新鲜切除标本及固定后标本的图像，随后再进行切片制作。这些工作都是在白天常规工作结束后才能进行，虽然每天回家都已是夜深人静，但是我从中获得了无数乐趣。随着病例数逐渐增多，我的内镜诊断能力也在同步地慢慢提高。庆幸的是，眼看着病例越来越多，我一个人的精力已经无法应对的时候，友利彰寿医生进入了消化科，第二年堀田欣一医生也加入了进来，我终于有了可以一起学习和成长的伙伴。

后来，我们开展了 ESD 治疗，因此外院介绍来的患者越来越多。然而此时，堀田欣一和友利彰寿先后都被派出去留学。尽管人手变少了，但是我仍把活检标本的病理学检查、ESD 切除标本的切片制作以及内镜与病理图片的对比工作坚持了下来。从仙台来的平泽大投身到我的门下，我的内镜事业有了新的帮手。

之后，以高桥亚纪子、北村阳子、筱原知明等为首的 30 多名医师，从全国各地汇聚我院，我们一起形成了新的、有活力的团队。周一我们会举行活检讨论会，进行所有活检标本病理图像和内镜图像的对比；周二我们举行 ESD 病例讨论会，进行 ESD 病例的内镜图像、新鲜切除标本图像、固定标本图像和病理图像的对比；周三我们进行标本的切片制作，周四对前来学习的医生单独辅导。日后名声在外的"小山学习班"就应运而生了。

此后，越来越多的国内外医生来"小山学习班"参观学习，许多医生希望我们能够将讨论会的内容汇编成书籍出版，也就诞生了这本书——《胃癌 ESD 术前诊断》。本书的第 I 章主要阐述了关于内镜诊断的基本理论，就是"内镜医生应该亲自进行活检标本和切除标本的显微镜观察，应该确认自己的内镜诊断是否与病理诊断一致"。这是"小山学习班"自始至终坚持的基本原则。第 II 章和第 III 章的内容就是我们每周进行的病例讨论会的内容。编写者均为现在的"小山学习班"的成员以及毕业生。我们每年要进行 250 例左右的ESD 治疗，"小山学习班"会对经手的每一个病例进行讨论。当然，我们不会满足于现状，写书的目的是让大家了解我们的工作和现阶段的业务水平，且希望我们的经验能够与大家分享。

小山恒男

写于 2010 年 4 月 4 日樱花尚未盛开的佐久

译者序

　　内镜下 EMR 和 ESD 术的发明、引入中国已经有多年的历史，尤其是 ESD 术的临床应用，被认为是消化道疾病内镜治疗中的一个革命性的飞跃。

　　ESD 技术在我国很多医院的消化内镜中心都开展得如火如荼，然而现实中很多内镜医师所热衷的是它的操作过程和技术，对 ESD 技术前后的很多基本问题却有所忽略。这些问题包括疾病的诊断、内镜下分型、病变的深度和范围判断、手术切除的完整性、术后病理与术前预判是否一致等。虽然超声内镜（EUS）对判断病变的深度有一定价值，但是当有日本学者提出 ESD 术前并不一定要根据 EUS 来判断病变深浅时，大多数内镜医生似乎都万分惊讶。小山恒男先生的临床实践和探索过程回答了这个问题。在长期的实践中，他把所有内镜切除的标本，自己亲自制作病理切片，进行读片观察和诊断，比对内镜下的发现和病变特征与病理诊断之间的关联、一致性和差异性，不断地进行实践和总结，获得了独特的诊断能力和经验，丰富和拓展了对疾病诊治的技能和认知。常年坚持不懈地临床病理讨论，不仅在同道中分享了经验、提升了专业知识，而且这种兢兢业业、力求完美的工作态度和作风深深地影响了业界的后辈。内镜操作是一项技能，但本质上它远不止于技能，操作数量的积累可使技能得到提高，对这项技术本质的理解，以及所有把这项技术推向完美的各种努力和实践使得小山先生在胃癌内镜的诊断能力和 ESD 技能上，远远超越了一般意义上的"匠"，而成为了"师"。小山先生曾多次来到中国传授胃癌诊治方面的经验，并数度到上海交通大学医学院附属瑞金医院作现场操作演示，其独到的诊断能力、扎实精湛的操作技能，对观摩者而言是一种享受。今日，我们有幸将小山先生的这部专著介绍给国内同道，使各位同道感受到围绕 ESD 技术相关的一切知识、能力和实践的重要性，结合不断地实践，使自身的能力提升到一个新的境界。在本书的翻译过程中，与小山先生多次邮件来往请教，他总是不厌其烦地耐心解释，使我们深受感动，也使得对书中内容的翻译更加精准、确切；同时也感谢出版社的编辑，没有她的认真、执着，本书难以得到顺利出版，在此一并表示我们的敬意。

译者

上海交通大学医学院附属瑞金医院

2015 年 8 月

关于病理诊断的说明

因为在日本，病理诊断均由相应的英文缩略语来描述的，故本书中的最终诊断即病理诊断将维持原著的描写，相关意义请参照下述内容。

病理诊断描述按照以下顺序排列：胃腺癌，腺癌的具体组织学形态①，浸润深度②，淋巴管浸润的有无③，静脉浸润的有无④，水平切断是否阳性⑤，垂直切断是否阳性⑥，术后肉眼形态分类⑦，病灶大小，胃内位置 [纵轴位置⑧，横截面位置⑨]

（1）组织学形态

● tub1　高分化型腺癌

● tub2　中分化型腺癌

● por　　低分化型腺癌

● sig　　印戒细胞癌

● pap　　乳头状腺癌

如是混合型的话，将占优势体积的组织学形态写在前面，后面写大于号及另一个组织学形态，比如 tub1 > pap，是指占优势的是高分化腺癌，还有部分是乳头状腺癌。以此类推。

>> 是指前者的体积远大于后者。

（2）浸润深度

● T1（M）　黏膜内

● T1（SM）黏膜下层，SM1 黏膜下层浅层，如有黏膜下层浸润，会注明浸润最深处距离表层的距离，如 SM1，400 μm

（3）无淋巴管浸润　Ly 0

（4）无静脉浸润　v 0

（5）水平切断阴性　LM（-）

（6）垂直切断阴性　VM（-）

（7）术后肉眼形态　pType

如有溃疡或溃疡疤痕，需注明，UL（+）

溃疡深度分类——村上分类

● UI-Ⅰ　组织缺损仅限于黏膜内

● UI-Ⅱ　组织缺损越过黏膜肌层达到黏膜下层

● UI-Ⅲ　组织缺损达到固有肌层

● UI-Ⅳ　组织缺损穿透固有肌层

（8）纵轴位置

● U　胃上部

● M　胃中部

● L　胃下部

（9）横截面位置

● Less　小弯

● Gre　大弯

● Ant　前壁

● Post　后壁

目 录

ESD 之前的内镜诊断基础理论

A   ESD 的适应证   堀田欣一 **2**

1. 指南中的适应证 *2*

2. 指南中的扩大适应证 *3*

3. 指南中的非适应证 *4*

4. 根治性切除和非根治性切除 *4*

5. ESD 扩大适应证的问题 *4*

 未分化型腺癌的处理（*5*）

B   内镜表现诊断基本理论   小山恒男 **7**

1. 胃黏膜基本结构 *7*

2. 胃癌基本结构 *8*

3. 有幽门螺杆菌的感染吗? *11*

4. 常规观察要点 *12*

 去除黏液（*12*），隆起型病灶的鉴别诊断（*13*），凹陷型病灶的鉴别诊断（*15*），血管透见（*17*），bridging fold（*18*），皱襞集中（*18*）

C   浸润深度诊断   友利彰寿，小山恒男 **20**

1. 黏膜内癌的表面纹理 *20*

2. 胃癌向黏膜下层浸润以后会发生什么? *20*

3. 0–I 型癌的浸润深度诊断 *23*

4. 0–II 型癌的浸润深度诊断 *27*

 隆起（*20*），凹陷（*21*），胃小区纹理的消失（*21*），皱襞融合（*22*）

 Keywords：括号里的数字是指页数

D 侧向浸润范围的诊断 高桥亚纪子 **34**

1. 常规观察诊断侧向浸润范围 *34*
2. 喷洒靛胭脂诊断侧向浸润范围 *35*
3. AIM 法诊断侧向浸润范围 *37*
4. NBI 放大观察 *38*
5. NBI 放大观察的局限性 *41*

 色彩变化 *(34)*，凹凸 *(34)*，表面纹理 *(38)*，血管纹理 *(39)*

E 放大内镜下的胃癌诊断 小山恒男 **43**

1. 放大内镜下我们可以观察到什么? *43*
2. 表面纹理 *43*
3. 血管纹理 *50*
4. 表面纹理和血管纹理的关系 *51*
5. 组织学形态的诊断 *54*

 绒毛状结构 *(44, 54)*，腺窝状结构 *(47, 57)*，白色带 *(45)*，绒毛的融合 *(46)*，血管网络 *(50)*，绒毛状结构和血管 *(51)*，腺窝状结构和血管 *(52)*，表面纹理不清晰 *(53, 57)*

第Ⅱ章 胃癌 ESD 术前诊断——典型病例

A 0-Ⅰ型胃癌 ⋯⋯⋯⋯⋯⋯⋯ 筱原知明 **62**

B 0-Ⅱa 型胃癌 -① ⋯⋯⋯⋯⋯ 三池 忠 **66**

C 0-Ⅱa 型胃癌 -② ⋯⋯⋯⋯⋯ 国枝献治 **70**

D 0-Ⅱb 型胃癌 ⋯⋯⋯⋯⋯⋯⋯ 冈本耕一 **74**

E 0-Ⅱc 型胃癌 ⋯⋯⋯⋯⋯⋯⋯ 高桥亚纪子 **78**

F 浸润至 SM1 的胃癌 ⋯⋯⋯⋯⋯ 高桥亚纪子 **82**

G 伴有溃疡的胃癌 ⋯⋯⋯⋯⋯⋯ 森田周子 **86**

H 印戒细胞癌 ⋯⋯⋯⋯⋯⋯⋯⋯ 田中雅树 **90**

I 范围较大的胃癌 ⋯⋯⋯⋯⋯⋯ 高桥亚纪子 **94**

第Ⅲ章 胃癌 ESD 术前诊断——鉴别诊断

问题 **1** 该病灶的浸润深度是多少？ …………………… 冈本耕一 **100**

问题 **2** 该病灶的侧向浸润范围是怎样的？ …………… 冈本耕一 **106**

问题 **3** 该病灶的组织学形态是什么？ ………………… 北村阳子 **112**

问题 **4** 该病灶是伴有溃疡的胃癌，溃疡的深度是多少？ … 北村阳子 **118**

问题 **5** 该病灶的侧向浸润范围是怎样的？ …………… 北村阳子 **124**

问题 **6** 该病灶是癌还是腺瘤？ ………………………… 北村阳子 **130**

问题 **7** 该病灶的侧向浸润范围是怎样的？ …………… 船川庆太 **136**

问题 **8** 该病灶的侧向浸润范围是怎样的？ …………… 关亚矢子 **142**

问题 **9** 该病灶的侧向浸润范围是怎样的？ …………… 西山祐二 **148**

问题 **10** 该病灶的组织学形态是什么？ ………………… 柴垣广太郎 **154**

问题 **11** 该病灶的侧向浸润范围是怎样的？ …………… 船川庆太 **160**

问题 **12** 该病灶的组织学形态是什么？ ………………… 柴垣广太郎 **166**

问题 **13** 该病灶的组织学形态是什么？ ………………… 关亚矢子 **172**

问题 **14** 该病灶的侧向浸润范围是怎样的？ …………… 高桥亚纪子 **178**

问题 **15** 该病灶的侧向浸润范围是怎样的？ …………… 吉永繁高 **184**

问题 **16** 该病灶的侧向浸润范围是怎样的？ …………… 田沼德真 **190**

问题 **17** 该病灶的侧向浸润范围是怎样的？ …………… 山里哲郎 **196**

问题 **18** 该病灶的组织学形态是什么？ ………………… 三池 忠 **202**

问题 **19** 该病灶的侧向浸润范围是怎样的？ …………… 吉田 晃 **208**

问题 **20** 该病灶的浸润深度是多少？ …………………… 田沼德真 **214**

第Ⅰ章

ESD 之前的内镜诊断基础理论

如何考虑 ESD 的适应证

①现行的《胃癌治疗指南》是根据大量胃癌手术切除病例的统计分析结果来制定的。

②胃癌在内镜下治疗后需要非常精确且详细的病理学检查，来判定内镜治疗是否达到了根治效果。所以必须得到完整的病灶标本才能做到上述要求。因此一次性全部切除病灶是必需的条件。由此在《胃癌治疗指南》中把内镜下黏膜切除术（endoscopic mucosal resection，EMR）的适应证规定为病灶大小为 EMR 可以一次性全部切除的 2cm 以内。

③内镜下黏膜下层剥离术（endoscopic submucosal dissection，ESD）的适应证是几乎没有淋巴结转移可能性的早期胃癌。

早期胃癌的内镜下黏膜切除术始于 20 世纪 80 年代，开发了许多方法，如 strip biopsy 法、ERHSE 法、EMRC 法、EAM 法、EMR-L 法等。这些方法现在都归类为 EMR。这些方法都比较简单安全，但是因为都使用圈套器来切除病灶，所以能够一次性全部切除的病灶大小是有限制的。

20 世纪 90 年代后期出现了先切开病灶周边黏膜后剥离黏膜下层的方法，也就是 ESD，开发了 IT 刀、钩刀、Flex 刀等各种工具。由此可以安全地一次性全部切除的病例增加了。

现行的《胃癌治疗指南》中的内镜下治疗早期胃癌的适应证，是在上述背景下，通过对国立癌研究中心医院和癌研究会附属医院大量的手术病例进行统计分析得出的结论。

1 指南中的适应证（表 1）

是指肿瘤直径大小 2cm 以下的，不伴有溃疡或溃疡疤痕 UL（-）的分化型黏膜内癌。这是因为要进行术后精确详细的病理检查，必须要一次性全部切除病灶，EMR 可以完全切除病灶的直径大小是 2cm，所以适应证被规定为直径 2cm 以内。

表 1 《胃癌治疗指南》中的 EMR 适应证

适应证的原则	● 几乎没有淋巴结转移可能性的病灶 ● 病灶的大小和部位是可以一次性全部切除的
具体适应证的要求	● 2cm 以内肉眼诊断的黏膜内癌（cM） ● 分化型（pap、tub1、tub2） ● 凹陷型病灶仅限于 UL（-）

指南中的扩大适应证

根据早期胃癌手术病例的分析可知黏膜内癌的 5 年存活率为 99%，黏膜下层浸润癌的 5 年存活率为 96%。因此，黏膜内癌中淋巴结转移率为 1% 以下的病灶，以及黏膜下层浸润癌中淋巴结转移率为 4% 以下的病灶就是 EMR 的适应证。满足上述条件的病灶（图1，表2）为：①分化型黏膜内癌，肿瘤 >20mm，UL（–）；②分化型黏膜内癌，肿瘤大小 <30mm，UL（+）；③分化型癌，肿瘤大小 ≤ 30mm，浸润深度 SM1（500μm 以内）。除上述病灶外，在《胃癌治疗指南》中将④未分化型黏膜内癌，肿瘤大小 ≤ 20mm，UL（–）也规定为今后可能成为 EMR（ESD）适应证的病例。

在上述的病例统计报告中，④未分化型黏膜内癌的统计未见淋巴结转移，但是因为这样的病例数量太少，95% 可信区间的上限为 2.6%（表2），所以在学会中未得到共识，一般认为不是 ESD 的扩大适应证；但其诊断时需考虑肿瘤的大小、组织学形态、有无 UL、浸润深度等要素。治疗前需使用内镜下的测量尺以精确测量肿瘤的大小。

图 1　指南中适应证和非适应证

浸润深度	M 癌				SM 癌	
	UL（–）		UL（+）		≤ SM1	<SM1
组织学形态	≤ 20mm	< 20mm	≤ 30mm	< 30mm	≤ 30mm	任何大小
分化型腺癌						
未分化型腺癌						

适应证　　　扩大适应证
需进一步研讨　　　非适应证

表 2　早期胃癌淋巴结转移的适应证

条件	M 癌 分化型腺癌 脉管浸润（–） 肿瘤大小 ≤ 30mm 与是否有溃疡无关	M 癌 分化型腺癌 脉管浸润（–） 溃疡（–） 与肿瘤大小无关	SM1（500μm 以内） 分化型腺癌 脉管浸润（–） 肿瘤大小 ≤ 30mm	M 癌 未分化型腺癌 脉管浸润（–） 溃疡（–） 肿瘤大小 ≤ 20mm
淋巴结转移率	1/1230（0）	0/929（0）	0/145（0）	0/141（0）
95% 可信区间	0～0.3%	0～0.4%	0～2.5%	0～2.6%

3 指南中的非适应证

上述的适应证和扩大适应证以外的病例就是非适应证。治疗后的病理检查显示脉管浸润（淋巴管或静脉浸润）阳性的话，该病例也属于非适应证。非适应证的病灶一般其淋巴结转移的可能性在百分之几以上，所以在《胃癌治疗指南》中是推荐为外科胃切除的。但是如果因年龄、并发症等理由无法进行外科手术时可考虑内镜下治疗。

4 根治性切除和非根治性切除

内镜治疗的根治性判定是通过切除后标本的病理检查来完成的。病理组织学表现符合上述适应证的条件，且切端阴性、脉管浸润阴性的话，就可判定为根治性切除。如果病灶是分次切除的话，不仅无法准确判断切端是否为阳性，浸润深度及脉管浸润的诊断也会不准确，因此需要一次性全部切除整个病灶。即使术前活检显示分化型，但如果术后病理是未分化型组织占优势的话，就是非根治性切除。另外，即使内镜下未见溃疡瘢痕，组织学上可见溃疡瘢痕时也判定为溃疡并发病例。

5 ESD 扩大适应证的问题

《胃癌治疗指南》中的扩大适应证是指几乎没有淋巴结转移可能性的病灶，所以这些病例实际上是否可以安全并确实地内镜下切除，其长期预后到底如何，还需要继续积累病例以进一步明确研究。

ⓐ 请注意进行分类的时机不同

早期胃癌分类为 ESD 适应证、扩大适应证和非适应证。但是根据术前诊断进行的分类和根据术后病理诊断的分类是不同的，所以看统计分析报告时要注意到这一点。

ⓑ 需要在普通医院里积累病例

扩大适应证是根据手术标本的统计来决定的，所以到底是不是真的内镜治疗的适应证，需要进一步的讨论和证明。首先要想成为标准治疗法，必须有多数医院的数据以证实其为一个安全并且根治性良好的治疗方式。目前，一些高端医院的报告都显示治疗成绩和安全性良好。但要其成为标准化治疗，还需要普通医院或治疗数少的医院的成绩。长野县施行 ESD 的多家医院的统计显示，病例数少的医院的成绩不逊于前述的高端医院。但是 UL（+）的病例中包含有技术上切除困难的病例，所以需要今后进一步研讨。

ⓒ 需要积累病例讨论长期预后

显示胃癌的最终治疗效果需要通过存活率来看，但对于扩大适应证长期预后的报告还是比较少。本院早期胃癌 232 例的分析显示，适应证组的 3 年存活率是 96.3%，扩大适应证组的 3 年存活率是 91.9%，没有统计学意义上的差异。而且两组均无转移及远处转移复发病例，除去因其他疾病死亡的病例，这两组的 3 年存活率均为 100%。现在，日本临床肿瘤研究学组正在进行以扩大适应证为对象的多中心的前瞻性试验，目标是 5 年存活率。如果可以同时证明短期疗效和长期预后的话，扩大适应证才能变成真正的适应证。

ⓓ 关于未分化型和混合型的处理

最大的问题点是未分化型腺癌的处理。在前述报告中因未分化型腺癌的病例数过少，未获得统计学上可信度高的数据，所以没有被视为扩大适应证。其后继续积累病例后的报告显示肿瘤小于 20mm 不伴有脉管浸润和 UL 的手术病例 310 例中未见淋巴结转移，95% 可信区间的上限为 0.96%，低于 1%。这给将其作为扩大适应证提供了理论基础。但是诊断未分化型腺癌的侧向进展范围、浸润深度以及是否有 UL 等是比较困难的，较难精确地进行术前诊断。另外，混合型病灶的术前诊断也比较困难，而且未分化型腺癌占优势的混合型比纯粹未分化型腺癌的淋巴结转移率高，所以需要特别注意。

总结

ESD 普及很快，技术也逐渐标准化、平均化。2006 年 4 月在日本开始成为保险医疗，已经成为早期胃癌的标准治疗方法，今后需要进一步研讨未分化型腺癌及混合型腺癌的处理方法。不久的将来，期待着能解决治疗技术的标准化、诊断精确度、长期预后等问题，从而使指南中的适应证能够扩大。

文献

[1] 多田正弘ほか：Strip-off biopsy の開発. Gastroenterol Endosc **26** : 833-839, 1984
[2] 平尾雅紀ほか：胃の腫瘍性病変に対する内視鏡的切除法. Gastroenterol Endosc **25** : 1942-1953, 1983
[3] Inoue H et al : Endoscopic mucosal resection with a cap-fitted panendoscope for esophagus, stomach and colon mucosal lesions. Gastrointest Endosc **39** : 58-62, 1993
[4] Torii A et al : Endoscopic aspiration mucosectomy as curative endoscopic surgery;analysis of 24 cases of early gastric cancer. Gastrointest Endosc **42** : 475-479, 1995
[5] 増田勝紀ほか：Ligating device を利用した内視鏡的黏膜切除術（EMRL）. 消内視鏡 **5** : 1215-1219, 1993
[6] 小野裕之ほか：IT ナイフを用いた EMR—適応拡大の工夫. 消内視鏡 **11** : 675-681, 1999
[7] 小山恒男ほか：食道癌に対する EMR の選択方法；新しい EMR 手技—Hooking EMR method の有用性. 臨消内科 **16** : 1609-1615, 2001
[8] 矢作直久ほか：早期胃癌に対する切開・剝離法の治療成績と問題点—細径スネア・フレックスナイフ. 胃と腸 **39** : 39-43, 2004
[9] 日本胃癌学会（編）：胃癌治療ガイドライン. 第 2 版, 金原出版, 東京, 2004
[10] Gotoda T et al : Incidence of lymph node metastasis from early gastric cancer : estimation with a large number

of cases at two large centers. Gastric Cancer **3** : 219-225, 2000

[11] 笹子三津留ほか：早期胃癌の予後. 胃と腸 **28** : 139-146, 1993

[12] Oda I et al : Endoscopic submucosal dissection for early gastric cancer: technical feasibility, operation time and complications from large consecutive series. Dig Endosc **17** : 54-58, 2005

[13] 高橋亜紀子ほか：早期胃癌 ESD 適応拡大病変の長期予後. 胃と腸 **43** : 81-89, 2008

[14] Hotta K et al : A comparison of outcomes of endoscopic submucosal dissection（ESD）for earl gastric neoplasms between high-volume and low-volume centers : multi-center retrospective questionnaire study conducted by the Nagano ESD Study Group. Intern Med **49** : 253-259, 2010

[15] Gotoda T et al : Endoscopic resection of early gastric cancer treated by guideline and expanded National Cancer Centre criteria. Br J Surg **97** : 868-871, 2010

[16] Hirasawa T et al : Incidence of lymph node metastasis and the feasibility of endoscopic resection for undifferentiated-type early gastric cancer. Gastric Cancer **12** : 148-152, 2009

[17] 滝沢耕平ほか：ESD からみた未分化混在早期胃癌の取り扱い—断端再発，リンパ節転移を含めて. 胃と腸 **42** : 1647-1658, 2007

（堀田欣一）

B　内镜表现诊断基本理论

1　胃黏膜基本结构

胃黏膜是由贲门腺、胃体腺和幽门腺组成的，幽门螺杆菌感染的胃会随着年龄的增加出现肠上皮化生。贲门腺存在于鳞状上皮和圆柱上皮交界（SCJ）的下方，一般有零至数毫米长短。胃体腺位于胃体部，幽门腺位于胃窦部。因为胃体腺领域有皱襞存在，故观察皱襞存在的部位就可以确定胃体腺的范围（图 1）。固有胃腺萎缩后，黏膜会变薄，黏膜下层的血管可以透过黏膜被观察到，这个现象可称为血管的透见（图 2）。肠化黏膜黏液比较多，所以多数表现为表面浑浊的、发白的扁平隆起（图 3）。

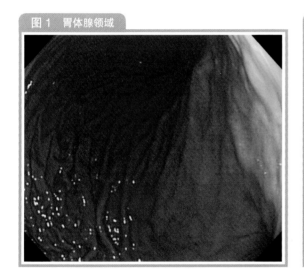

图 1　胃体腺领域

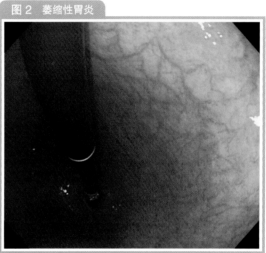

图 2　萎缩性胃炎

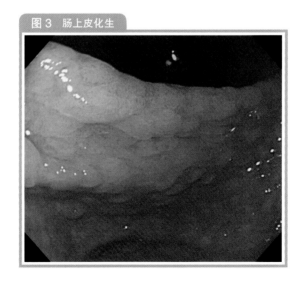

图 3　肠上皮化生

2 胃癌基本结构

胃癌的组织学形态，可以分为有腺管结构的分化型腺癌和无腺管结构的未分化型腺癌两大类，两者的组织学形态及肉眼形态都有差异。

1）分化型腺癌的结构

由于分化型腺癌形成腺管，在其间质中伴有血管增生，故一般色彩发红。肉眼形态可以是从0-Ⅰ型到0-Ⅲ型的多种形态。以肠上皮化生为背景发生的情况较多，也有些病灶会出现在胃固有腺内。一般呈全层置换型的发育发展，癌组织会出现在最表层。因此特征性表现就是病灶的边界清晰（图4中的箭头为边界）。

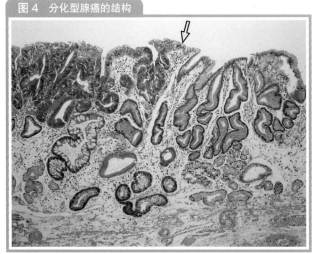

图4 分化型腺癌的结构

2）未分化型腺癌的结构

未分化型腺癌不形成腺管，癌细胞一个一个地以腺颈部为出发点，分散地向侧方进展（图5）。同时一般不伴有血管增生，故常发白。有时因其会缺血、形成糜烂而出现发红的情况。未分化型癌的另一个特征就是凹陷内会有非癌上皮的残留（这种残留的正常黏膜被称为圣域黏膜）。多数发生于胃体腺领域，发生于该领域时一般表现为边界清晰的不规则凹陷。但是有时也会发生于萎缩黏膜中，此时表现为边界极不清晰的0-Ⅱb型癌。

3）分化型癌到底是边界清晰还是不清晰？

以前的教科书上都写着分化型腺癌边界不清晰，未分化型腺癌的边界是清晰的，但是这是真的吗？

分化型腺癌由于多发生于萎缩黏膜内，即使是Ⅱc型，与周边黏膜的厚度差都很小。所以，以前的图像质量不好的内镜下是看不清边界的。而未分化型早期癌多发于胃体腺领域，因为

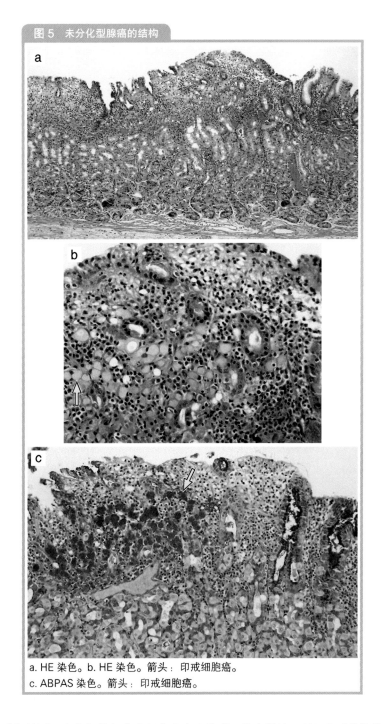

图 5 未分化型腺癌的结构

a

b

c

a. HE 染色。b. HE 染色。箭头：印戒细胞癌。
c. ABPAS 染色。箭头：印戒细胞癌。

胃体腺黏膜都较厚，癌的部分与非癌部分会产生较明显的高低差。所以当时的教科书上会描述为分化型腺癌边界不清晰，未分化型腺癌边界清晰。但是这个说法在理论上是说不通的。

　　未分化型癌中，癌细胞一个一个地以腺颈部（位于黏膜中层）为出发点，分散地向侧方进展，黏膜最表层是以非癌上皮覆盖的。所以边界应该是不清晰的。而与此相比，分化型腺癌形成腺管结构，呈全层置换型发育，所以黏膜的最表层是癌黏膜。因此，边界应该是清晰的。

4）那么，为什么以前的说法是相反的呢？

胃体腺中腺管密度较高，所以发生于该领域的未分化型癌的细胞无法一个一个地向侧方进展，癌细胞只能聚集在一起形成小团块向侧方浸润。胃体腺的腺颈部是增殖带，所以这里被癌组织破坏后，腺管无法再继续生长，故出现凹陷，呈现为边界清晰的凹陷（图6）。

而萎缩黏膜中腺管密度较稀疏，间质面积较广。当未分化型癌发生于该领域时，癌细胞可以一个一个自由地向侧方进展。同时最表层的黏膜是非癌上皮，癌组织不会露出黏膜面。因此呈现完美的0-Ⅱb型病灶，很难辨认病灶的边界（图7）。这样发生在萎缩黏膜内的未分化型癌的诊断是非常困难的，以前很难被发现。所以不是【未分化型癌=边界清晰的凹陷】，而是未分化型癌从其基本结构上来讲，原则上是边界不清晰的。只有发生于胃体腺领域时才是边界清晰的。

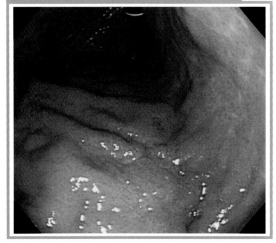

图6　未分化型腺癌（胃体腺黏膜内边界清晰）

图7　未分化型腺癌（萎缩性黏膜内边界不清晰）

5）分化型癌是边界不清晰的吗？

分化型癌的癌腺管是露出在其表层的，但由于背景黏膜是萎缩的，因此高低差比较小，呈现0-Ⅱb或很浅的0-Ⅱc型。所以过去的教科书称其为边界不清晰。但是因为最表层是有癌腺管露出的，所以应该可以清晰地辨认其边界。

近年来，由于内镜解像度的提高，可以看到细微的高低差或色彩的差异及表面纹理的差异。另外通过放大内镜观察表面及血管纹理，可以更清晰地辨认分化型腺癌的边界。所以除了因为异形程度较轻、与非肿瘤上皮的鉴别困难的病例以外，分化型腺癌原则上都是边界清晰的。

3 有幽门螺杆菌的感染吗?

H.pylori 感染是胃癌发生的很重要的危险因子,所以在内镜下鉴别是否有无感染很重要。无 *H.pylori* 感染的胃黏膜的萎缩较为轻度,所以不仅是大弯,小弯也能看到排列规则的纵行皱襞(图 8a),同时胃体腺领域可以看到排列规则的集合细静脉(regular arrangement of collecting venules,RAC)(图 8b)。

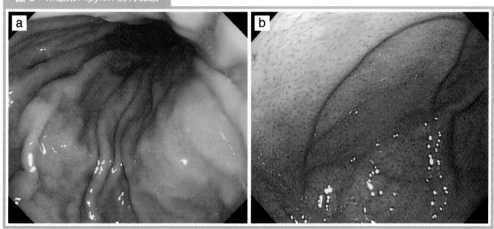

图 8　未感染 *H.pylori* 的胃黏膜

H.pylori 感染者会出现萎缩性胃炎,皱襞出现萎缩后会逐渐消失。萎缩从小弯侧开始出现,所以小弯侧的皱襞最先消失。同时,因炎症的存在,会增加黏液产生,所以胃黏膜上一般有较厚的黏液。萎缩性胃炎的胃黏膜变薄,黏膜下层的血管透见会亢进(图 9a)。当萎缩不是弥漫性而是斑状出现时,可以看到黏膜红白相间的变化(图 9b)。

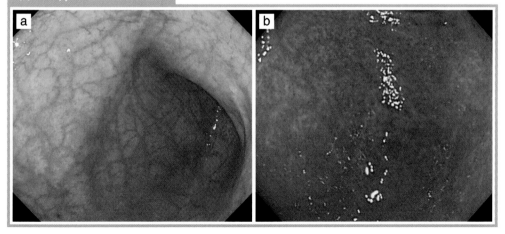

图 9　*H.pylori* 感染后的胃黏膜

常规内镜观察时，胃黏液较少，胃体腺领域的整体黏膜表面可见 RAC 的话，一般为 *H.pylori* 阴性（图 10）。如果空气量少时小弯皱襞消失，黏液量多，黏膜 RAC 消失的话就可判断 *H.pylori* 阳性可能（图 11）。所以内镜插入胃内后就可以大概判断 *H.pylori* 的有无。如 *H.pylori* 阳性的话，并发胃癌的概率会增加，所以当看到大量黏液时，不要光想着"好讨厌的黏液啊"，而是要想到"这样的胃并发癌的可能性大"，从而提高警惕仔细观察。

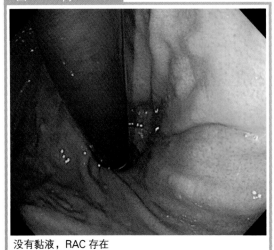

图 10 *H.pylori* 阴性

没有黏液，RAC 存在

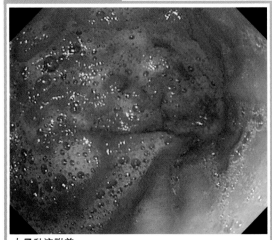

图 11 *H.pylori* 阳性

大量黏液附着

4 常规观察要点

首先去除黏液

H.pylori 感染者的胃癌发病率较高，黏膜面上覆盖有较厚的黏液，观察会比较困难。因此去除黏液比较重要。检查前服用溶有纤维蛋白酶 20000 单位的 200mL 水后，可以分解附着在咽喉和食管黏膜上的黏液，使食管及咽部黏膜的观察更为清晰。一般在检查前 15 分钟服用，立位服用的话仅能分解胃体下部至胃窦部的黏液，无法分解胃体上部及胃底部的黏液。所以如有可能需平卧在床上翻身 5~10 次，使蛋白酶水分布到整个胃内。这样用蛋白酶将黏液分解后，检查中用仅加了消泡剂的水就可以简单地洗清黏液。

b 隆起型病灶

对初学者来说最容易看到的是隆起型病灶，最重要的病变是分化型腺癌和腺瘤。需要与炎症、增生性息肉、胃体腺息肉、肠上皮化生以及各种黏膜下肿瘤进行鉴别。鉴别要点是颜色、形状、边界和表面纹理。

1) 首先观察色彩

颜色发红的隆起有分化型腺癌、炎症及增生性息肉。隆起的颜色与周围一样或发白的有腺瘤、胃体腺息肉、肠上皮化生以及各种黏膜下肿瘤。鉴别要点为表面纹理、边界和背景黏膜。

2) 形状

要注意形态是规则的还是不规则的。图 12 为胃窦部后壁的发白隆起型病灶。发白隆起的形状较为规则，边界不清晰，故诊断为肠上皮化生。而相比图 13 为高分化型腺癌。同样为平坦隆起，但病灶外缘边界的线条不规则，边界很清晰，因此鉴别诊断时不仅要看病灶整体的形状，还要判断病灶外缘的形状。

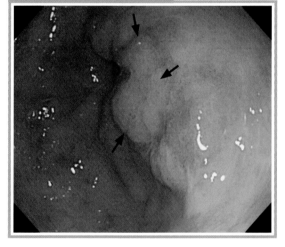

图 12 边界不清晰的扁平隆起

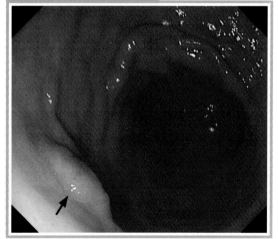

图 13 边界清晰的扁平隆起

3) 隆起的边界

一般上皮性肿瘤的侧面与周边黏膜平面的角度呈锐角，侧面非常明显；而非上皮性肿瘤、炎症及 SMT 的侧面与周边黏膜平面的角度呈钝角。一般使用山田分类来描述隆起的形态。

4) 表面纹理

接着观察表面纹理。要看"表面是光滑的还是颗粒状的？颗粒的大小和形状是相似的吗？有无大小不同或形态不规则？中央是否有凹陷？"等等。此时，喷洒靛胭脂可以看得更清楚，获得更多的诊断情报。

● **发红的隆起型病灶的鉴别诊断**：发红的不规则平坦隆起的表面纹理不规则的话，一般为分化型腺癌。增生性息肉也是边界清晰的红色隆起，一般山田分类呈 3～4 型，表面为粗大的绒毛状结构（**流程图 1**）。

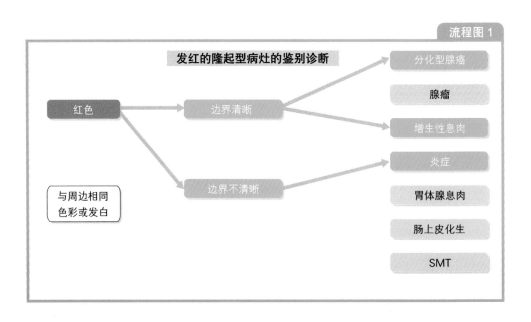

● **与背景黏膜相同颜色或发白的隆起型病灶的鉴别诊断**：发白隆起的代表性疾病为腺瘤。一般为边界清晰的平坦隆起，表面可见大小较为均一的颗粒。胃体腺领域中多发的与周边黏膜相同颜色的小隆起一般为胃体腺息肉。它好发于没有 *H.pylori* 感染的胃黏膜中，隆起较为饱满。胃窦部多发的发白小隆起，一般为肠上皮化生，大多数边界不清晰。SMT 的表面由与周边黏膜同样的上皮覆盖，所以一般呈同样的颜色，隆起的边界不清晰（**流程图 2**）。

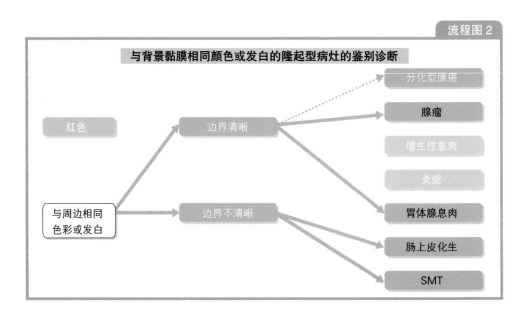

ⓒ 凹陷型病灶

凹陷型病灶的代表为分化型腺癌和未分化型腺癌，需要与炎症性的糜烂、MALT 淋巴瘤及局灶性的萎缩黏膜做鉴别。要点是颜色、边界和形状。需要观察凹陷外缘的线条是否规则。癌的形状不规则且边界清晰，而炎性糜烂则形态规则且边界不清晰。

1）首先观察颜色

一般高分化型腺癌拥有腺管结构，间质中伴有血管增生，故多数呈现发红的颜色。与此相反，未分化型腺癌不形成腺管，血管增生也较少，故多数呈发白的颜色。所以观察颜色变化是发现早期癌的重要步骤。

发红的凹陷可能是炎性糜烂或分化型癌，伴有炎症的 MALT 淋巴瘤；白色凹陷可能是未分化型腺癌、MALT 淋巴瘤或局灶性的萎缩黏膜，偶尔可能为分化型腺癌。需要通过观察凹陷的形态和边界来鉴别这些病灶。

2）观察凹陷的形状及边界

● 发红的凹陷型病灶：如果是边界清晰的不规则发红凹陷，则第一个需要怀疑的就是分化型腺癌，接着需依次鉴别炎性糜烂、MALT 淋巴瘤。边界不清晰，或形态规则的发红凹陷，第一个需要怀疑的是炎性糜烂，接着需依次鉴别 MALT 淋巴瘤、分化型腺癌（**流程图 3**）。

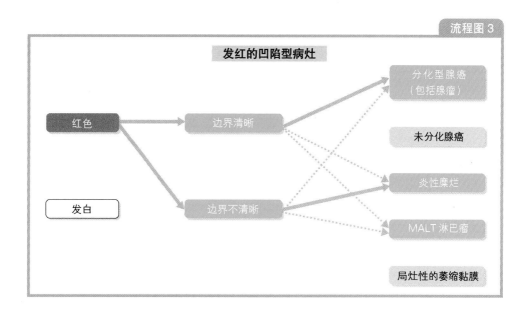

流程图 3

发红的凹陷型病灶

● **发白的凹陷型病灶**：如果是边界清晰的发白凹陷，则第一个需要怀疑的就是未分化型腺癌，接下来的可能性依次为局灶性的萎缩黏膜、MALT淋巴瘤。胃体腺领域中看到边界不规则的发白凹陷时，第一个需要怀疑的是局灶性的萎缩黏膜，接着需鉴别MALT淋巴瘤或未分化型腺癌（**流程图4**）。

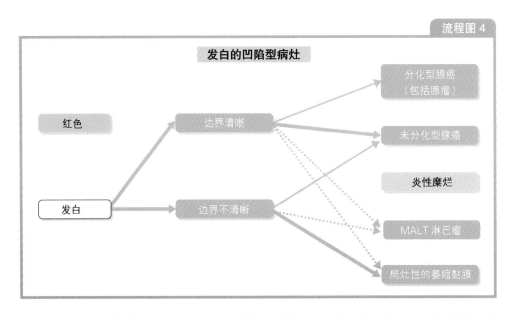

● **红色的未分化型腺癌？** 未分化型腺癌颜色一般发白，癌病灶的内部有时会形成糜烂。当糜烂再生时其上会被非肿瘤黏膜覆盖，呈现红色。还有，0-Ⅱc的内部会有岛状的非肿瘤黏膜残留，该部称为圣域黏膜。圣域黏膜内出现炎症时，就会发红。所以初学者可能会将其认识为发红的凹陷型病灶。但是，请注意图14，隆起部分是发红的，但凹陷部分是发白的，肿瘤仅存在于凹陷部分内，所以这个凹陷型病灶不是发红的，而是发白的。

图14 发红还是发白？

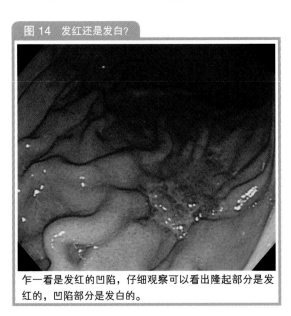

乍一看是发红的凹陷，仔细观察可以看出隆起部分是发红的，凹陷部分是发白的。

d 血管透见

　　早期胃癌大部分为 0-Ⅱc 型癌，所以仔细寻找凹陷性病灶就容易发现早期胃癌。但萎缩黏膜本身较薄，萎缩黏膜中发生的 0-Ⅱc 型癌由于与非癌黏膜的高低差较小，所以较难被发现，此时应该着眼于是否有血管透见来发现早期病灶。

　　黏膜萎缩后，血管的通透性增加，黏膜下层的血管开始可以透过黏膜观察到，称之为血管透见。而 0-Ⅱc 型分化型腺癌的腺管密度高，细胞核大，光线的透过性较差。同时，未分化型癌间质中会有大量癌细胞聚集，血管的通透性较差。所以当看到局灶性的血管透见不清晰的黏膜，需要怀疑为癌，应靠近其进行更详细的观察（图 15）。

图 15　有无血管透见

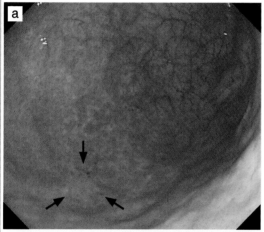

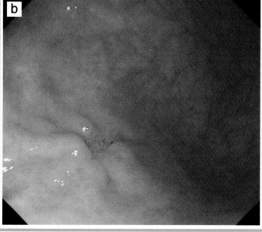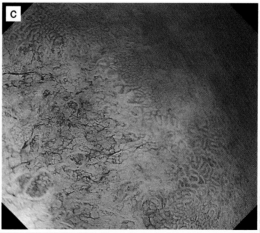

a. 胃体下部大弯可见血管透见不清晰的区域（➡）。
b. 将空气量减少后可见凹陷型病灶。
c. NBI 放大观察下可见表面纹理不清晰，以及不形成血管网络的不规则血管，诊断为癌。

ⓔ 从皱襞得到的情报

胃体腺领域存在黏膜皱襞，根据有无皱襞可知胃体腺的范围，还可以通过皱襞表现推测黏膜下层的情况。其主要代表就是 bridging fold（架桥黏膜）和皱襞集中。

1）bridging fold（架桥黏膜）

SMT 的表面上覆盖有非肿瘤上皮，隆起侧面与周围黏膜平面的角度为钝角。SMT 出现在有皱襞的胃黏膜下时，皱襞会被抬高至 SMT 的顶部，这样的皱襞看起来像桥一样，故称之为 bridging fold。而癌发生于黏膜内，在癌病灶的内部皱襞是消失的。因此 bridging fold 的表现可用于鉴别诊断隆起型的癌和 SMT（图 16）。

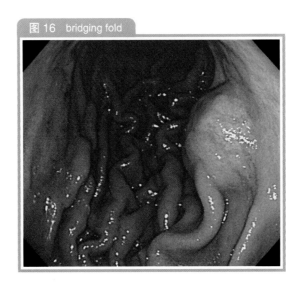

图 16　bridging fold

2）皱襞集中

皱襞集中的原因是黏膜下层的纤维化。纤维是有收缩力的，黏膜下层出现纤维化后病灶会收缩，其结果会导致皱襞集中。导致黏膜下层纤维化的原因有溃疡和未分化型腺癌的浸润两种情况。

　　◉ **胃溃疡引起的皱襞集中**：胃溃疡较深、黏膜肌层被破坏后，黏膜下层会暴露出来，被胃酸侵蚀，因此会出现高度的炎症，从而在黏膜下层形成纤维化。因纤维的收缩，溃疡本身也缩小，此时皱襞会出现集中现象。如此黏膜下层的纤维化收缩溃疡的现象，在溃疡治愈的过程中是非常重要的。皱襞集中是起因于这个收缩的。在没有皱襞的黏膜区域发生溃疡时，自然没有皱襞集中。但是，此时也会出现因疤痕收缩引起的黏膜集中，因此本书中不把这个表现称为皱襞集中，而称之为黏膜集中。

● **未分化型腺癌的皱襞集中**：未分化型腺癌浸润至黏膜下层后，会诱发纤维化引起收缩，从而导致皱襞集中。此时，未分化型腺癌和纤维化融为一体出现收缩，所以在黏膜下层形成块状物。这个块状物向上压挤皱襞，因此形成皱襞的融合（图17）。

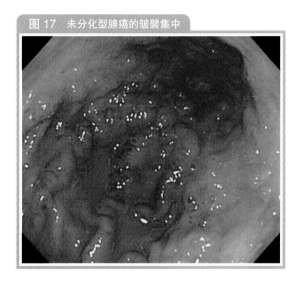

图17 未分化型腺癌的皱襞集中

3）根据皱襞表现诊断浸润深度

0-Ⅱc型癌并发消化性溃疡时，会出现皱襞集中，黏膜内癌的话会出现皱襞的变细、头端变细及中断等。另外，当癌浸润至黏膜下层后向上挤压皱襞，会出现皱襞的融合，但是仅存在轻微的黏膜下层浸润时，是不会有融合表现的。这个表现提示的是 SM massive 的浸润。

文献

[1] Yagi K et al : Characteristic endoscopic and magnified endoscopic findings in the normal stomach without *Helicobacter pylori* infection. J Gastroenterol Hepatol **17** : 39-45, 2002

（小山恒男）

浸润深度诊断

胃癌发生于黏膜内，逐渐浸润至黏膜下层。黏膜内癌一般没有转移，黏膜下层癌约 15% 会出现转移。所以决定治疗方法之前正确诊断浸润深度是非常重要的。

1 黏膜内癌的表面纹理

黏膜内癌可呈现隆起型、平坦型或凹陷型，但其基本上表面都是较为平坦的，可以看到胃小区纹理（图 1a）。隆起型癌的侧面与周边黏膜的平面之间的角度呈锐角（图 1b），而凹陷型癌则呈现为边界清晰的凹陷（图 1c）。

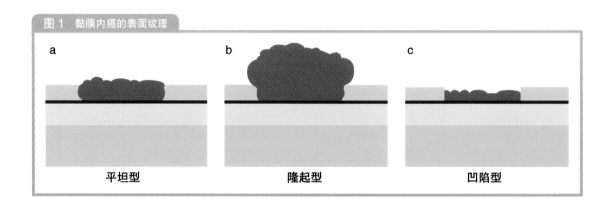

图 1　黏膜内癌的表面纹理

a	b	c
平坦型	隆起型	凹陷型

2 胃癌向黏膜下层浸润以后会发生什么？

原则 1　向上隆起

胃癌向黏膜下层浸润形成块状物后，会向上隆起，这个隆起的侧面与周边黏膜的平面之间的角度是钝角的，与黏膜下肿瘤的侧面角度相似。同时，黏膜肌层被破坏后，表面的胃小区纹理消失，变得更不规则（图 2）。

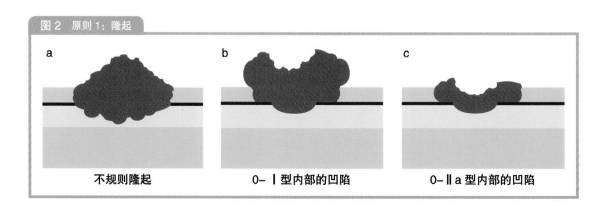

图 2　原则 1：隆起

a	b	c
不规则隆起	0–Ⅰ型内部的凹陷	0–Ⅱa 型内部的凹陷

0-Ⅱc 型癌的表面经常会出现隆起，如果是黏膜内癌，则凹陷内隆起的侧面与周边平面的角度是锐角（图 3a）。而如果浸润至黏膜下层后，在黏膜下层形成肿瘤块后形成隆起，所以该隆起的侧面与周边平面的角度呈钝角，表面变得更不规则（图 3b）。

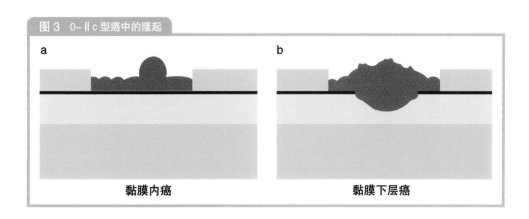

图 3 0-Ⅱc 型癌中的隆起

a 　　　　　　　　　　　　　b

黏膜内癌　　　　　　　　　　黏膜下层癌

原则 2　向下凹陷

癌浸润至黏膜下层后，多数情况下表层会脱落，形成凹陷。一般在凹陷内看到更深的凹陷时要怀疑黏膜下浸润（图 4）。

原则 3　胃小区纹理的消失

形成胃小区纹理是需要成为其基础的黏膜肌层的。所以，表层脱落的黏膜下层癌露出来的部分是看不到胃小区纹理的。所以通过观察表面黏膜，可以判断是否有黏膜下层癌露出在表面。有时癌组织可以不破坏黏膜肌层浸润至黏膜下层，此时浸润癌表层覆盖的是黏膜内癌，所以仍有胃小区纹理。但是此时可以观察病灶的厚度，也可以推测出黏膜下层浸润的存在（图 5）。

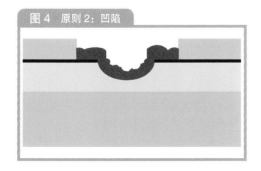

图 4　原则 2：凹陷

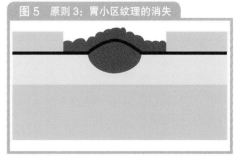

图 5　原则 3：胃小区纹理的消失

原则 4　皱襞融合

　　胃皱襞是由黏膜肌层和黏膜层向胃内腔突出而形成的（**图 6a**）。黏膜内癌时可见皱襞的变细或肿大，但不会有融合（**图 6b、c**）。皱襞融合是由于浸润至黏膜下层的癌在黏膜下层形成肿瘤块，从黏膜下层向上挤压皱襞之间的黏膜肌层而形成的（**图 6d**）。所以，如果存在有皱襞的融合表现，就可以诊断为黏膜下层浸润癌。

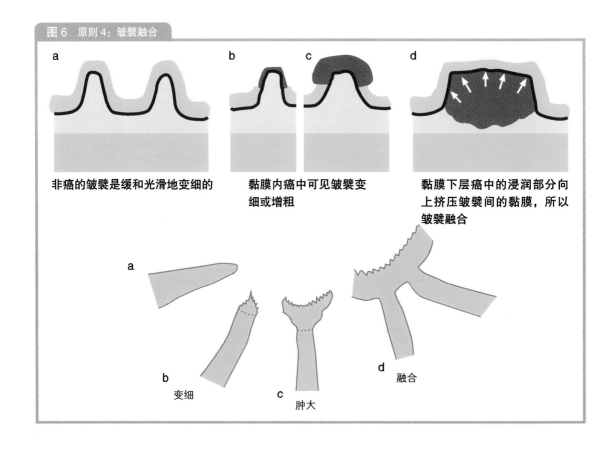

图 6　原则 4：皱襞融合

a 非癌的皱襞是缓和光滑地变细的

b 黏膜内癌中可见皱襞变细或增粗

d 黏膜下层癌中的浸润部分向上挤压皱襞间的黏膜，所以皱襞融合

a

b 变细

c 肿大

d 融合

　　原则 1~4 是浸润至黏膜下层深部后可以观察到的表现。所以观察到原则 1~4 的时候就可以诊断为黏膜下层浸润癌。但是如果没有这些表现也不能否定黏膜下层的少量浸润。

0-Ⅰ型癌的浸润深度诊断

病例1 0-Ⅰ型M癌

胃窦前壁可见边界清晰的发红的隆起型病灶（**a**）。靠近观察可见表面纹理不规则（**b**）。喷洒靛胭脂后可见不规则胃小区纹理，故诊断为分化型腺癌（**c**）。

该病灶的侧面与周边平面的角度呈锐角，且表面有胃小区纹理，故诊断为黏膜内癌。

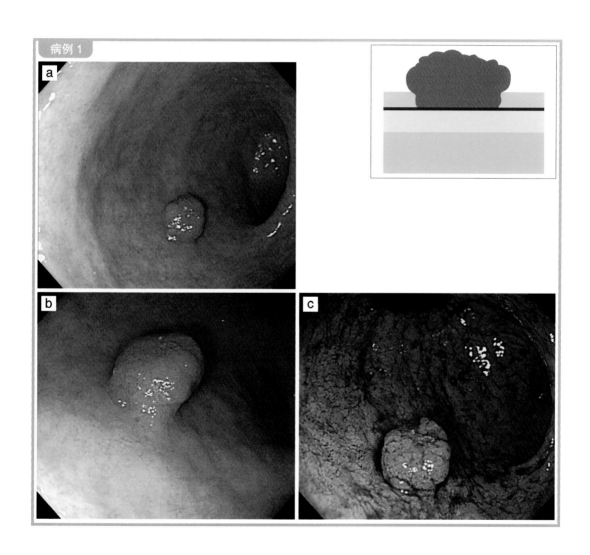

病例1

病例 2 0-Ⅰ型 M 癌

胃体下部后壁可见 0-Ⅰ型病灶。表面光滑，呈分叶状，侧面与周边平面的角度呈锐角（a）。从切线方向观察，更容易看到其侧面的角度（b）。喷洒靛胭脂可详细观察表面纹理，可见不规则的黏膜纹理。尽管病灶本身较厚，但其侧面与周边平面的角度呈锐角，且表层有黏膜纹理，故诊断为局限于黏膜层的癌。

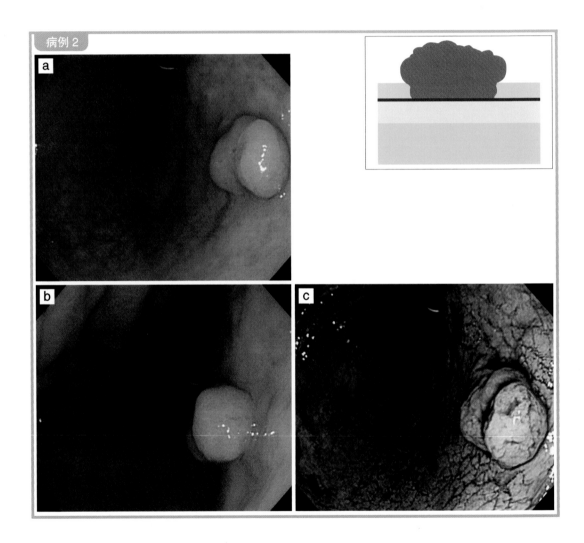

病例3 0-Ⅰ型 SM 癌

胃体下部后壁可见发红隆起型病灶。背景黏膜的血管透见增加，可知是高度的萎缩性胃炎。病灶大弯部分的侧面与周边平面的角度呈锐角，但小弯的侧面不清晰（**a**）。喷洒靛胭脂可见大弯侧呈现与胃小区相似的纹理，但小弯侧表面纹理不清晰（**b**）。由于小弯的侧面不清晰，且该部表面纹理消失，故考虑该部位存在黏膜下层浸润。

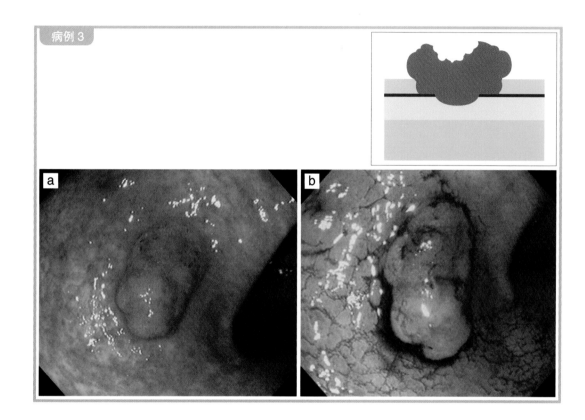

病例 3

病例 4 0-Ⅰ型 SM癌

胃体下部大弯可见边界清晰的隆起型病灶。病灶的厚度很明显，表面不规则，近端部分可见隆起内的凹陷（**a**）。喷洒靛胭脂可见周边黏膜呈现规则的胃小区纹理，隆起表面纹理不规则且不清晰。远端可见 0-Ⅱc 型的侧向进展（**b**，➡），因病灶厚度明显，表面纹理不规则，与胃小区纹理差异很大，故诊断为黏膜下层癌。要学会辨识该病例的表面纹理和病例 1、2 的差异，这点非常重要。

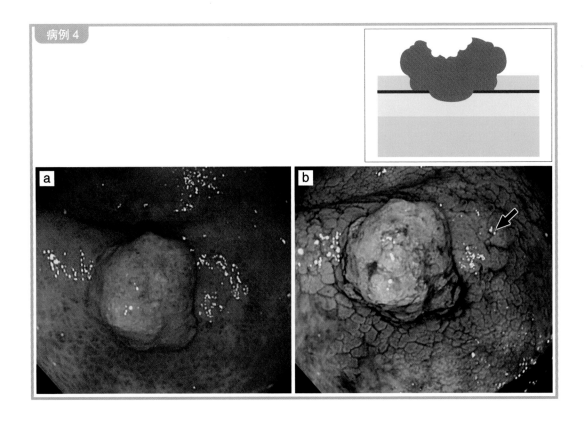

4 0-Ⅱ型癌的浸润深度诊断

病例5 0-Ⅱa型M癌

胃体下部小弯后壁可见边界清晰的扁平隆起型病灶。周边黏膜的血管透见亢进，可知背景黏膜为萎缩性胃炎（a）。喷洒靛胭脂可见表面有粗大颗粒，大小基本相似，且无明显的隆起或凹陷，故诊断为黏膜内癌（b）。

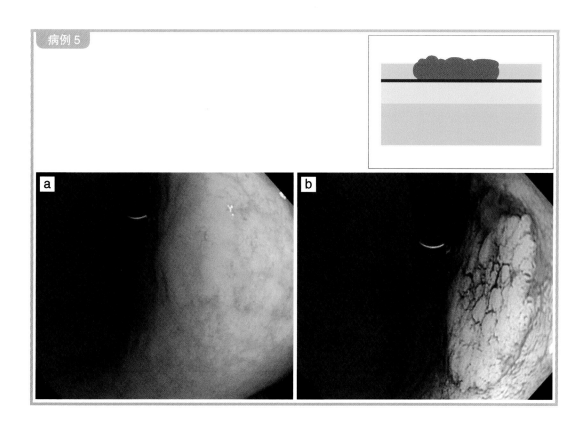

病例5

病例6 0-IIa型SM癌

胃体中部前壁可见边界清晰的0-IIa型病灶，侧面与周边平面的角度呈锐角，且有凹进去的部分，故考虑边缘部分为黏膜内癌。但病灶中央可见较大范围的凹陷（a）。喷洒靛胭脂后可见边缘部分呈现胃小区纹理，中央部分的表面纹理不清晰（b）。像这样，0-IIa型病灶的中央出现凹陷，且其表面纹理不清晰时，要考虑黏膜下层的浸润。

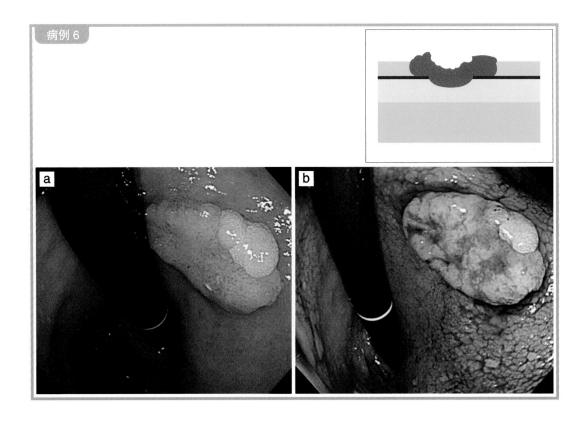

病例6

a

b

病例7　0-Ⅱa 型 SM 癌

贲门后壁可见 0-Ⅱa 型病灶。侧面与周边平面的角度呈锐角，且有凹进去的部分，故考虑边缘部分为黏膜内癌。但远端侧较大范围内有明显隆起，在隆起的内部出现了更为隆起的部分（**a**）。喷洒靛胭脂可清晰地看到隆起内的隆起（**b**）。像这样，0-Ⅱa 型病灶内出现更高的部分时，可诊断为黏膜下层浸润癌。

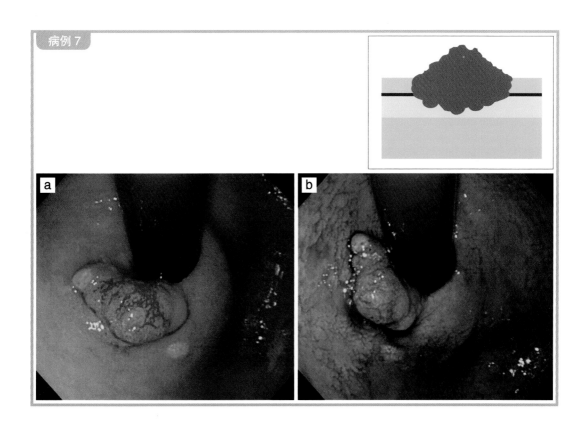

病例7

病例 8 0-Ⅱc型 M 癌

　　胃窦前壁可见一边界清晰的平坦的发红凹陷（**a**）。喷洒靛胭脂可见凹陷面平坦，无隆起或更深的凹陷，故考虑为黏膜内癌（**b**）。

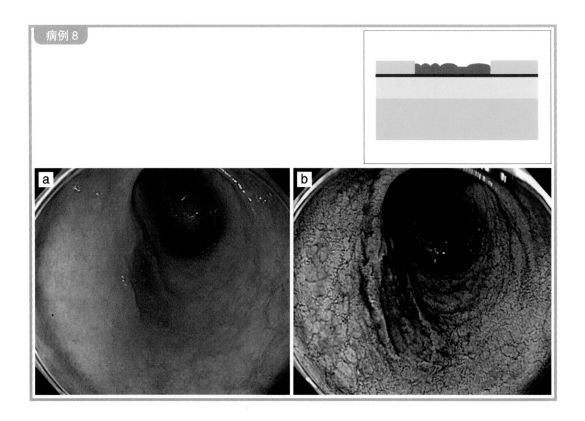

病例9　0-Ⅱc型SM癌

　　胃体下部大弯可见一伴有边缘隆起的平坦的凹陷型病灶（**a**）。接近观察可见，凹陷面大部分是平坦的，在 ➡ 所指部位可见隆起的部分（**b**）。喷洒靛胭脂后仔细观察黏膜纹理可见，隆起部分的侧面与周边平面的角度呈钝角（**c**）。综上所述，可诊断其大部分为黏膜内癌，凹陷内隆起的部分存在黏膜下层浸润。

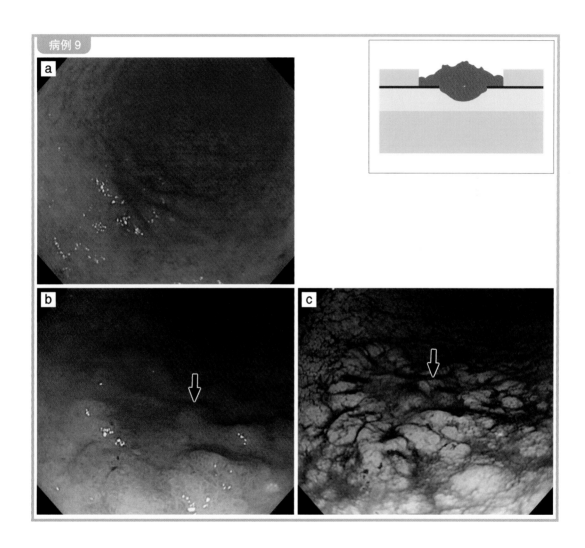

病例 10　0–Ⅱc型 SM癌

胃体中部大弯后壁可见一发红的平坦的凹陷型病灶（**a**）。喷洒靛胭脂后仔细观察黏膜纹理，可见远端的一部分呈较为平坦的隆起，该部靛胭脂不沉着，提示该部分病灶较厚（**b**）。综上所述，可诊断为大部分为黏膜内癌，有厚度的部分存在黏膜下层浸润。

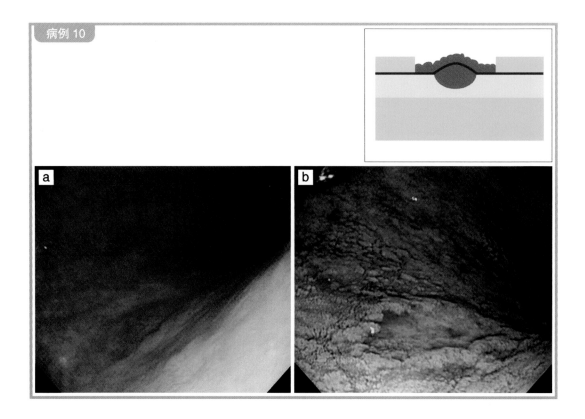

病例 10

病例 11 0-Ⅱc 型 SM 癌

胃体下部大弯可见一伴有皱襞集中的 0-Ⅱc 型病灶（a）。观察伴有皱襞集中的病例时，皱襞的表现是诊断浸润深度的要点。喷洒靛胭脂后仔细观察可见皱襞融合。黏膜下层癌中的浸润部分向上挤压皱襞间的黏膜形成皱襞融合，以此表现为依据，可诊断其为黏膜下层浸润癌（b）。

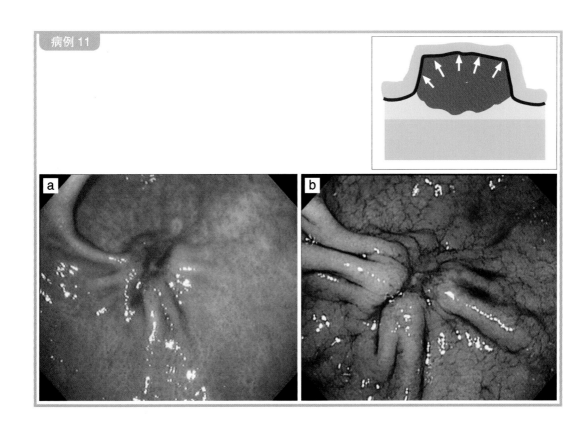

病例 11

（友利彰寿，小山恒男）

内镜下黏膜下层剥离术（ESD），是一个可以一次性全部切除任何部位病灶的非常优秀的治疗方法。但是，如果术前侧向浸润范围的诊断有误的话，就会使侧向切端阳性，所以，正确的侧向浸润范围的诊断是非常重要的，近年开发的 NBI 和放大内镜组合使用，可以通过观察表面纹理和血管纹理，在诊断侧向浸润范围时很有用。

1 常规观察诊断侧向浸润范围

常规观察诊断侧向浸润范围的要点是色彩变化和凹凸。分化型腺癌一般呈边界清晰的发红病灶（图 1a），但由于背景黏膜的炎症或 *H.pylori* 感染，或肠上皮化生的影响等，可能边界会变得不清晰（图 1b）。

图 1 常规观察的分化型腺癌

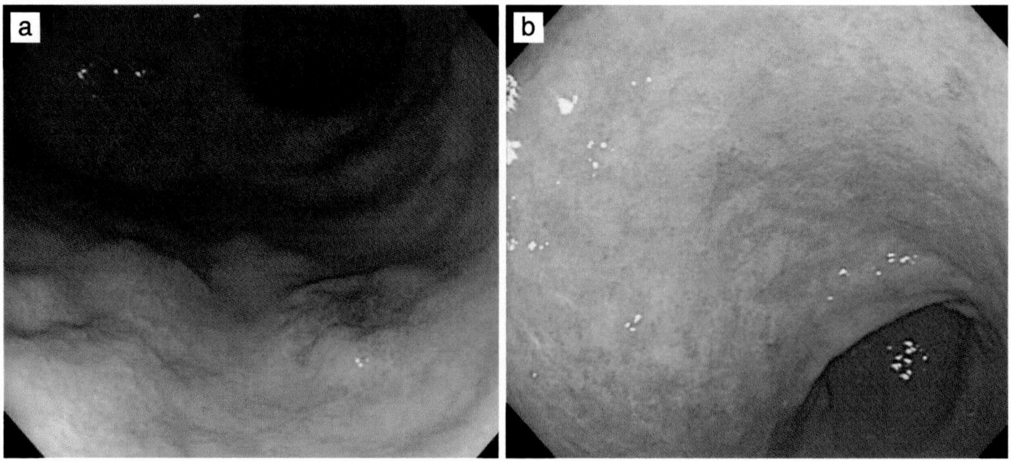

a. 边界清晰的发红病灶。
b. 边界不清的发红病灶。

未分化型腺癌一般呈边界清晰的发白病灶（图 2a），但在背景黏膜为萎缩黏膜时，边界多半不清晰（图 2b）。

隆起型病灶为分化型腺癌的情况较多，而凹陷型病灶既可能是分化型，也可能是未分化型，两者均有可能伴有 0-IIb 型侧向浸润，故需要认真仔细地观察病灶与周边黏膜的差异。

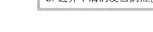

图2　常规观察的未分化型腺癌

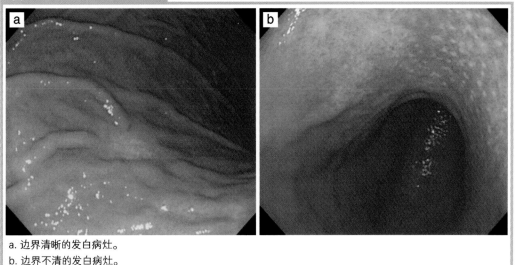

a. 边界清晰的发白病灶。
b. 边界不清的发白病灶。

2　喷洒靛胭脂诊断侧向浸润范围

　　靛胭脂是对比度观察法的一种，靛胭脂沉积于黏膜面上的凹陷部分，因此病灶的表面纹理变得更显眼，更易观察（**图3**）。

　　在有黏液附着的情况下喷洒靛胭脂的话，靛胭脂会附着于黏液的表面，表面纹理反而会变得更不清晰。所以应该将黏液冲去后再喷洒靛胭脂，才能获得良好的观察效果（**图4**）。

　　有些平坦的病灶，喷洒靛胭脂后反而边界变得不清晰（**图5**）。

图3　喷洒靛胭脂的观察

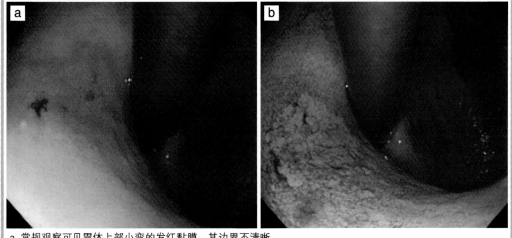

a. 常规观察可见胃体上部小弯的发红黏膜，其边界不清晰。
b. 喷洒靛胭脂后边界清晰，表面纹理更容易观察，可见其较为粗糙。

ESD 之前的内镜诊断基础理论

第Ⅰ章

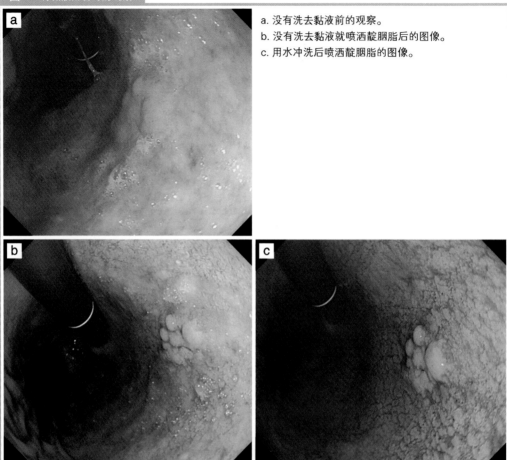

图 4　有黏液附着时的观察

a. 没有洗去黏液前的观察。
b. 没有洗去黏液就喷洒靛胭脂后的图像。
c. 用水冲洗后喷洒靛胭脂的图像。

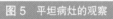

图 5　平坦病灶的观察

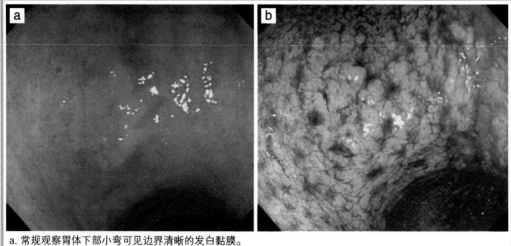

a. 常规观察胃体下部小弯可见边界清晰的发白黏膜。
b. 喷洒靛胭脂后病灶部分的纹理与背景黏膜的胃小区纹理极其相似，边界反而变得不清晰。

AIM 法诊断侧向浸润范围

AIM 法是由河原医生等发明的，喷洒由 0.6% 的醋酸和 0.04% 的靛胭脂组成的混合液进行观察的方法。因在不同组织里酸的代谢不同，所以肿瘤部分的色素会被洗去，而非肿瘤的部分色素会沉着，因此病灶的边界会变得容易辨认（图 6）。

图 6　AIM 法下的观察

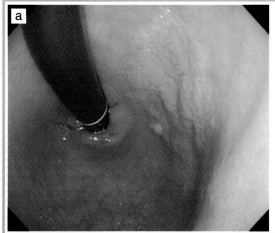

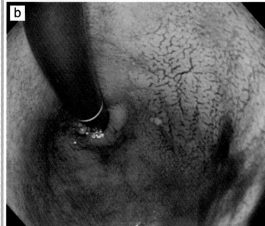

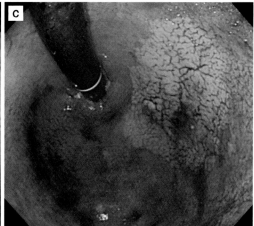

a. 常规观察可见胃体上部前壁有一发白的扁平隆起。根据颜色不同可以辨认大部分边界。但有一部分边界不清晰。
b. 喷洒靛胭脂后，与周边黏膜相比，病灶部分的黏膜纹理较粗糙。边界仍然不清晰，与常规观察所获得的诊断信息无明显差异。
c. 喷洒 AIM 后，病灶的表面纹理变得很清晰，可以很清晰地辨认整个病灶的边界。

NBI 放大观察

　　由于胃腔体积大，NBI 功能的光量很小，如果不使用放大的话，在胃内太暗，无法观察病灶。所以一定是在 NBI 下放大观察表面纹理及血管纹理，来进行病灶的范围诊断或组织学形态诊断。放大观察时，需使用专门的柔软的黑色头端帽（soft black hood attachment 奥林巴斯）或带有侧孔的柔软的透明帽（top 公司）。观察时需从背景黏膜开始逐渐移向病灶处，这样容易判断病灶的侧向进展范围。

　　在胃癌的放大观察中，需要关注的是表面纹理与血管纹理。表面纹理中，如是腺窝状结构，需观察"不规则·大小不同·密度"（图 7）；对于绒毛状结构，要观察"不规则·大小不同·密度·融合"（图 8）。

图 7　腺窝状结构

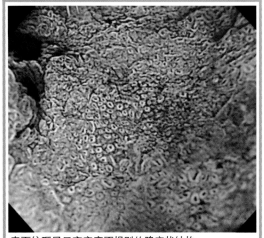

表面纹理显示高密度不规则的腺窝状结构。

图 8　绒毛状结构

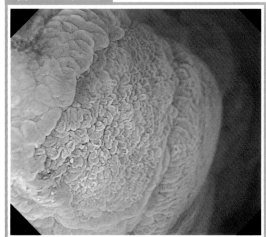

表面纹理显示高密度不规则的大小不同的绒毛状结构。
背景黏膜显示低密度较规则的绒毛状结构。

对于血管纹理需观察"粗细不同（图 9a）·走向不规则（图 9b）·血管网络（图 9c）"。

图 9　血管纹理的观察

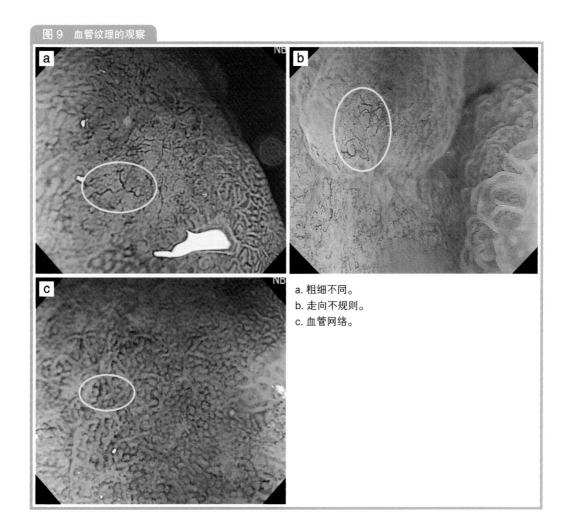

a. 粗细不同。
b. 走向不规则。
c. 血管网络。

根据癌的表面纹理和血管纹理与周边的差异，就可以诊断病灶的侧向浸润范围。

下述病例就是通过 NBI 放大观察准确诊断了伴有 0-Ⅱb 型侧向浸润的病灶范围（图 10）。

图 10　伴有 0-Ⅱb 侧向进展的病灶

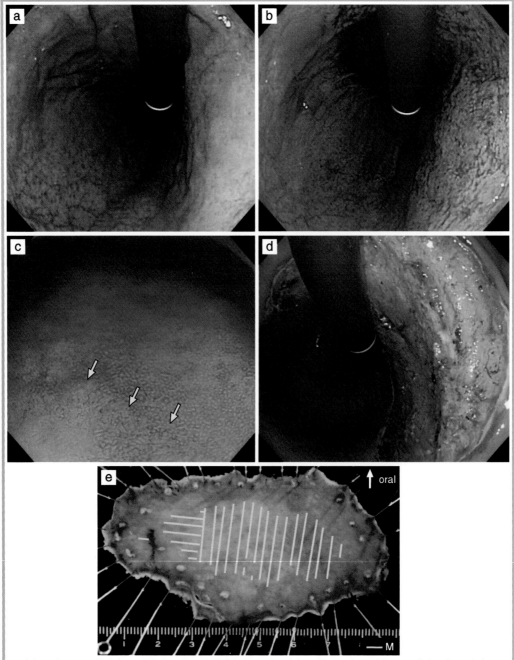

a. 常规观察可见胃体中部后壁为中心有一片状发红的黏膜，该部血管透见与周边相比不清晰，但黏膜边界不清，几乎没有凹凸不平，与周边黏膜相比亦无明显的高度差。

b. 喷洒靛胭脂后，病灶表面纹理粗糙，与周边黏膜的纹理明显不同。后壁侧的边界较为清晰，而前壁侧及远端侧均不清晰。病灶表面较为光滑，无明显的凹凸不平。

c. NBI 放大观察病灶近端，可见背景黏膜的纹理是规则的腺窝状结构，而病灶的表面则是混在一起的大小不同的不规则腺窝状结构和绒毛状结构，血管纹理显示轻度的粗细不同和走向不规则。根据表面纹理与血管纹理的不同确定了病灶的边界，如⇒所示。

d. 根据 NBI 放大观察，考虑这是伴有较大范围 0-Ⅱb 型进展的病灶，术前诊断为胃腺癌，0-Ⅱb+Ⅱa，tub1，M，施行了 ESD 一次性全部切除。

e. 最终病理诊断为胃腺癌，tub1，T1 (M)，ly0，v0，LM (−)，VM (−)，pType 0-Ⅱb+Ⅱa，56mm×24mm。

5 NBI 放大观察的局限性

有的病例在 NBI 放大观察下也很难诊断其侧向浸润范围。其中代表性的是未分化型腺癌，

图 11　NBI 放大观察也无法准确诊断侧向浸润范围的病例

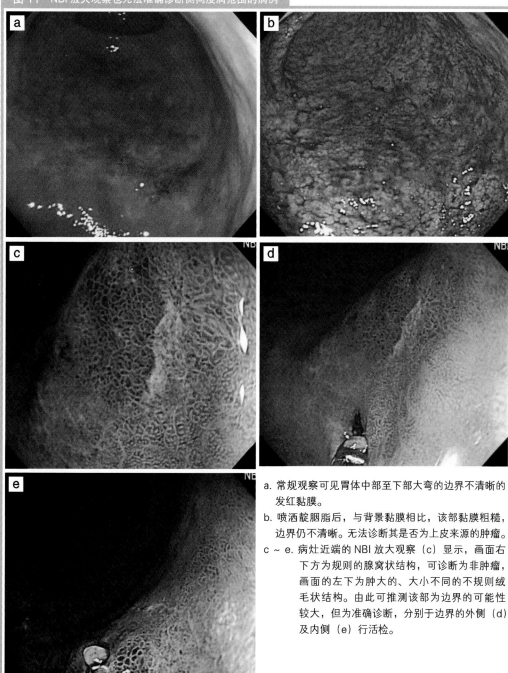

a. 常规观察可见胃体中部至下部大弯的边界不清晰的
发红黏膜。

b. 喷洒靛胭脂后，与背景黏膜相比，该部黏膜粗糙，
边界仍不清晰。无法诊断其是否为上皮来源的肿瘤。

c ~ e. 病灶近端的 NBI 放大观察（c）显示，画面右
下方为规则的腺窝状结构，可诊断为非肿瘤，
画面的左下为肿大的、大小不同的不规则绒
毛状结构。由此可推测该部为边界的可能性
较大，但为准确诊断，分别于边界的外侧（d）
及内侧（e）行活检。

图 11（续）

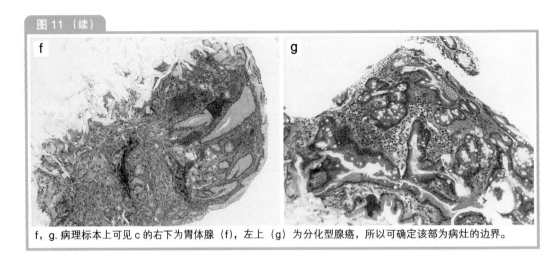

f，g. 病理标本上可见 c 的右下为胃体腺（f），左上（g）为分化型腺癌，所以可确定该部为病灶的边界。

这是因为癌组织在腺颈部向侧向浸润，但不露出在黏膜面上，其变化无法反映在表面纹理和血管纹理上。因此，对于所有的被判断为 ESD 扩大适应证的未分化型腺癌的病例，都需要术前在内镜下诊断的边界外侧 1cm 处行全周性的多处活检，确认活检阴性后才能进行 ESD。但即便这样，在 ESD 术后需要进行标本的全层切片，进行详细的病理检查，才能最终确认切端是否阴性。因此，如果无法进行术后病理的详细检查，不推荐 ESD 治疗未分化型腺癌。

另一种情况是当背景黏膜和病灶均显示绒毛状结构时，范围的诊断也会比较困难。这种情况下，需要从肿瘤及非肿瘤部分分别活检。同时拍摄活检前后的图片（图 11）。而且，需要考虑活检后血流的方向以决定活检的顺序。

对于胃癌的侧向浸润范围诊断，NBI 放大观察是比较有效的，但是它毕竟是在很窄范围内的观察，所以不是万能的。一定要结合靛胭脂或 AIM 在较广范围进行诊断，最后组合几种方式进行综合判断。

文献

[1] 炭山和毅ほか：切開・剥離法(ESD)に必要な胃癌術前診断—新しい診断法：narrow band imaging(NBI). 胃と腸 **40**：809-816, 2005

[2] 高橋亜紀子ほか：Narrow band imaging(NBI)拡大内視鏡が側方進展範囲診断に有用であった分化型早期胃癌の 1 例．ENDOSC FORUM diges dis **22**：17-21, 2006

[3] Kawahara Y et al：Novel chromoendoscopic method using an acetic acid-indigocarmine mixture for diagnostic accuracy in delineating the margin of early gastric cancers. Dig Endosc **21**：14-19, 2009

[4] 友利彰寿ほか：陥凹性小胃癌の鑑別診断—NBI の立場から．胃と腸 **41**：795-803, 2006

[5] Nakayoshi T et al：Magnifying Endoscopy Combined with Narrow Band Imaging System for Early Gastric Cancer: Correlation of Vascular Pattern with Histopathology. Endoscopy **36**：1080-1084, 2004

[6] 貝瀬 満ほか：NBI 併用拡大電子内視鏡による早期胃癌診断．臨消内科 **21**：47-53, 2006

[7] 藤崎順子ほか：拡大内視鏡を用いた早期胃癌の診断—Narrow Band Imaging を併用した拡大内視鏡所見．臨消内科 **21**：431-440, 2006

[8] Kaise M et al：Magnifying endoscopy combined with narrow-band imaging for differential diagnosis of superficial depressed gastric lesions. Endoscopy **41**：310-315, 2009

[9] 高橋亜紀子ほか：NBI 拡大内視鏡による胃癌の側方進展範囲診断．Gastroenterol Endosc **48**（Suppl 2）：1873, 2006

（高桥亚纪子）

E　放大内镜下的胃癌诊断

胃癌的内镜表现多种多样，许多专家分别从各自的角度阐述了放大内镜在胃癌上的作用。但胃癌的放大内镜图像非常复杂，较难描述和理解。笔者也同样致力于放大内镜的胃癌诊断，并指出将血管纹理和表面纹理分开来观察更容易理解并记忆及普及。以下阐述笔者在放大内镜的胃癌诊断上的论点。

1　放大内镜下我们可以观察到什么？

一般大家都比较重视放大内镜下血管纹理的观察，但是血管不是癌组织本身，血管的走向是因为癌组织的影响才改变的，也就是说血管纹理的改变是结果；但表面纹理则代表了癌组织本身，观察表面纹理就是在观察癌组织本身。所以正确理解这两种观察方法的意义和特点是正确诊断的前提条件。

2　表面纹理

SAKAKI 医生把胃黏膜的表面纹理分为 7 种，这个 SAKAKI 分类是放大内镜诊断的基础，笔者将此分类简化为以下两类，即隆起（绒毛状结构）和凹陷（腺窝状结构）。绒毛状结构是指指状隆起的结构，腺窝状结构是指黏膜表层的开口。

从表面纹理可以看出什么？ 理论依据

病理组织学上诊断癌是从结构异形和细胞核异形来判断的，结构异形的判断一般用 40 倍放大，细胞核的观察则使用 200 ~ 400 倍的放大，放大内镜最大的放大倍率为 70 ~ 80 倍，所以无法观察到细胞核的异形，但是可以观察到结构的异形。腺管结构出现异形时，表面纹理会变得不规则，所以通过放大观察表面纹理可以推测其组织学形态。

ⓐ 绒毛状结构

绒毛状结构是指指状延伸的结构（图1）。非肿瘤性的绒毛是规则的，腺管密度较低，绒毛之间有一定的间隙；而癌的绒毛密度高，形态不规则（图2）。

1）绒毛状结构的观察要点

非肿瘤性的绒毛是规则的，大小较为相似，腺管密度较低，同时周围被均一的白色带（后述）所包围（图1）；与之相反，癌的绒毛形态不规则且大小不同，腺管的密度高，其周边的白色带是不均一的。

图1　绒毛状结构（非肿瘤性）

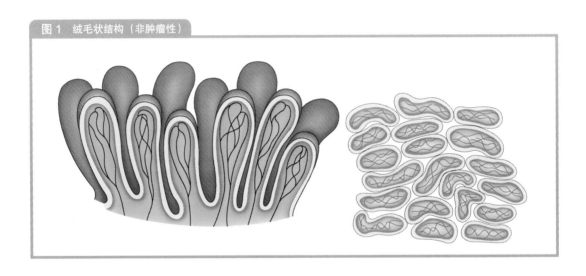

图2　绒毛状结构（癌）

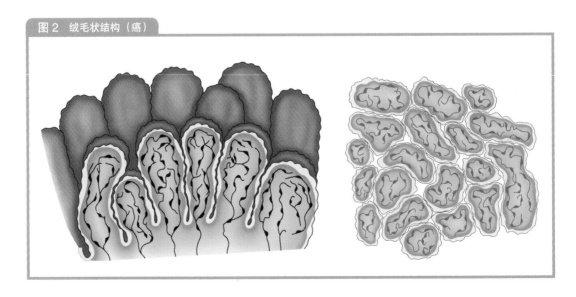

2) NBI 放大内镜下的绒毛状结构

图 3 显示 1 例绒毛状结构。可观察到指状延伸的绒毛状结构，每个绒毛的形态规则、大小基本一致，一个个的绒毛都是独立存在的，所以可以诊断这是非肿瘤的绒毛状结构。

NBI 光线照到形成绒毛的细胞上后被反射回来，所以绒毛的边缘在 NBI 观察下是发白的，八木医生等将其称为白色带（white zone）。

图 3　绒毛状结构（非肿瘤性）的实例

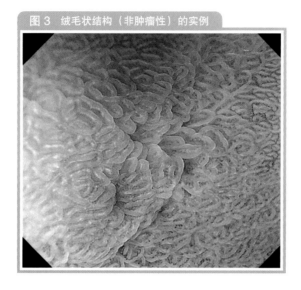

图 4a 是表现为绒毛状结构的癌病例。图的上半部分可以看到规则的绒毛状结构，图的中央黄色虚线圈起来的部分可以看到绒毛状结构的密度很高，绒毛大小不同明显，绒毛本身很不规则，通过病灶和正常部分的绒毛状结构的不同可清晰地辨认两者的边界。

图 4　绒毛状结构（癌）的实例

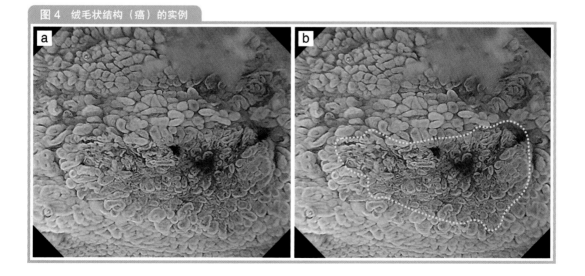

3）绒毛的融合

当绒毛的大小差异越来越明显时，绒毛和绒毛接近并融合形成更大的绒毛，我们称之为融合。中分化腺癌中有时可以看到绒毛融合的表现（图5）。

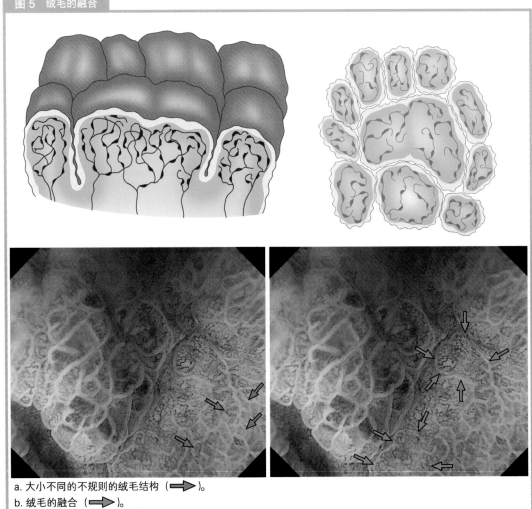

图5 绒毛的融合

a. 大小不同的不规则的绒毛结构（➡）。
b. 绒毛的融合（➡）。

 绒毛状结构诊断的要点！

- 形态的不规则（白色带的不均一）
- 大小不同和融合
- 腺管的密度

ⓑ 腺窝状结构

腺窝状结构是指看起来像小孔一样的凹陷结构。腺窝状结构本身是小孔，NBI 放大观察看起来应该是黑的，但是因为腺窝开口非常小，很难以小孔的形态被观察到。而小孔周边是腺窝边缘上皮，腺窝边缘上皮看起来是白色的。

图 6a 显示胃体腺领域的 NBI 放大图像，可见许多白点，仔细观察可以看到白点的中央有很小的黑点（**图 6b**）。像这样高倍率放大仔细观察下腺窝的小孔是呈黑色的。

腺窝被腺窝边缘上皮所包围，这个上皮在 NBI 放大下看起来是白色的。所以在中低倍率观察时只能看到围绕腺窝开口白色的上皮部分，呈圆形的小圈，把在中低倍放大观察下看到的这样的结构称为腺窝状结构。

非肿瘤胃黏膜的腺窝状结构就是胃体腺领域观察到的腺窝状结构（**图 6a**），呈小圆形，大小均一，排列规则。与此相反，癌的腺窝状结构形态不规则，大小不同，且密度很高。

图 6　胃体腺领域的腺窝状结构

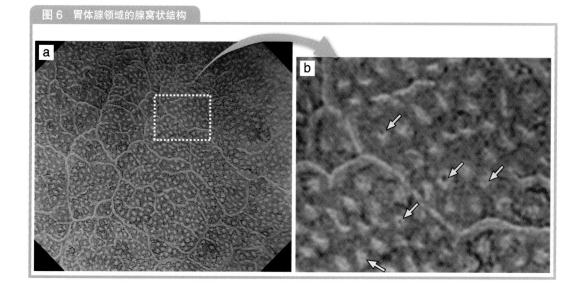

1）非肿瘤性的腺窝状结构

非肿瘤性的腺窝形态规则，其周边可见血管环绕（图7）。

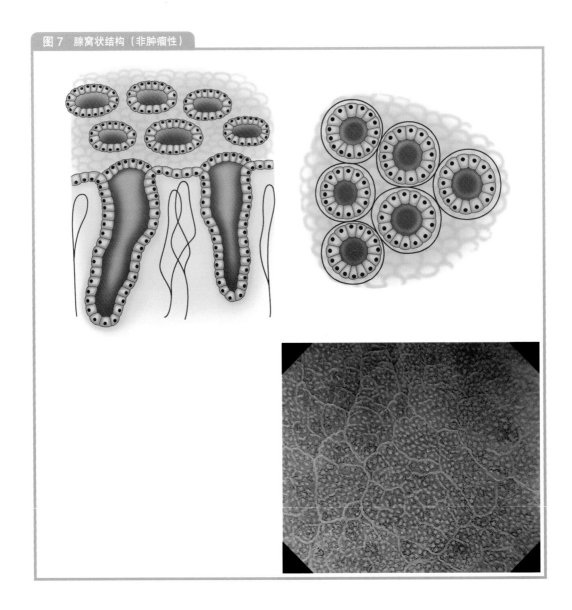

图 7 腺窝状结构（非肿瘤性）

2）癌的腺窝状结构

癌的腺窝密度高，形态不规则，腺窝之间的间隙中可见粗细不同、走向不规则的异常血管（图 8）。

图 8　腺窝状结构（癌）

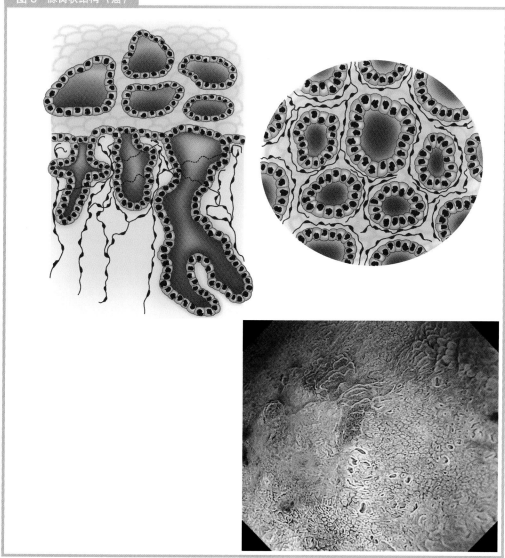

腺窝状结构诊断的要点！

- 形态的不规则
- 大小不同
- 腺管的密度

3 血管纹理

观察血管纹理时要注意粗细不同，走向的不规则，以及有无血管网络（network）的形成。粗细不同是指血管的粗细突然发生变化的表现，如果有两倍以上直径的变化就是有诊断意义的变化；走向的不规则是指血管走向和分支的不规则，是相当主观的评价标准；血管网络是指闭合的血管网，沿着血管追溯如能回到起点，就可判断为有血管网络。

血管纹理观察诊断的要点

解剖学上把腺管和腺管之间的部分称为间质，血管位于间质中。当腺管纹理呈现为腺窝状结构时，血管是绕着腺窝开口存在的，所以可形成血管网络。因此，正如 Nakayoshi 等报道的一样，当癌组织中观察到血管网络时，可诊断其为高分化型腺癌。

未分化型腺癌浸润至间质并破坏现存的腺管结构，所以血管不会形成血管网络，而是复杂的分支及延伸。Nakayoshi 等将这样的血管纹理称为 cockscrew（螺旋状血管），但是这样的血管纹理并不一定都呈现开瓶器一样的螺旋状结构，所以笔者将其称为非网络状（non-network）血管。

血管纹理观察诊断的要点！

● 粗细不同
● 走向的不规则
● 有无血管网络（network）的形成

4 表面纹理和血管纹理的关系

a 绒毛状结构和血管

血管的走向和表面纹理密切相关。表面纹理呈现绒毛状结构时，血管只能存在于绒毛内部，不能穿出一个绒毛到另一个绒毛里去。所以横向的长度较短，无法判断走向的异常；因此此时主要以观察血管粗细不同为主（图 9）。当腺管密度增高，绒毛和绒毛紧密相连时，表面纹理会变得不清晰，无法判断；但此时，因为血管不能穿过绒毛存在，所以尽管看不清表面纹理，但是可以看到很短的血管，因此也可推测其为绒毛状结构。

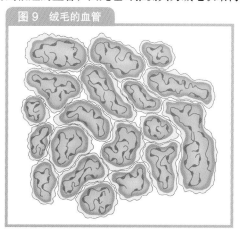

图 9 绒毛的血管

图 10a 的左侧可以看到绒毛状结构和其内部的不规则血管，但中央的表面纹理不清无法判断。但此时注意看血管纹理，可见血管较短且相对规则，可推测其为绒毛状结构。再次喷洒醋酸后 NBI 观察可见中央部分的确为绒毛状结构（图 10b）。

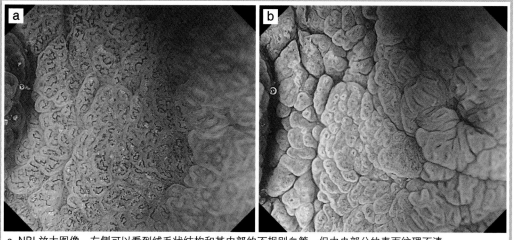

图 10 绒毛状结构和血管

a. NBI 放大图像。左侧可以看到绒毛状结构和其内部的不规则血管，但中央部分的表面纹理不清。
b. 喷洒醋酸后。中央部分也呈现绒毛状结构。

综上所述，可以通过血管纹理来推测表面纹理的结构。喷洒醋酸可以更加详细地观察到表面纹理，对于表面纹理不清晰的部分可以通过醋酸 NBI 放大进一步观察。

另外，当绒毛融合变得很大时，血管横向距离增长，可以更好地观察到走向的不规则及粗细变化等（图11）。

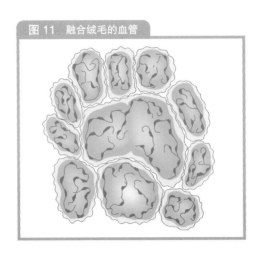

图 11　融合绒毛的血管

ⓑ 腺窝状结构和血管

表面纹理为腺窝状结构时，血管环绕腺窝，在形成血管网络的同时也呈现走向的不规则及粗细变化（图12）。腺管密度增高的高分化型腺癌中，有时表面纹理会变得不清晰。此时，如果能够观察到血管网络的话，可以推测其表面纹理为腺窝状结构。

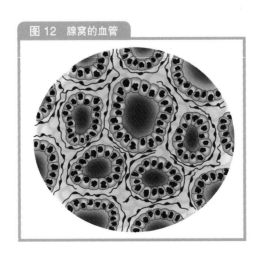

图 12　腺窝的血管

　　图 13a 的右侧可以观察到形成血管网络的不规则血管，其表面纹理不清晰，无法观察到血管网内的腺窝结构。喷洒醋酸后，可清晰地观察到血管网络中的黑色的腺窝开口部（图13b）。正如这个病例一样，表面纹理不清晰，观察不到，但并非没有腺窝样结构，所以笔者在这里不将其称为表面纹理消失，而称其为表面纹理不清晰。

图 13　腺窝状结构和血管

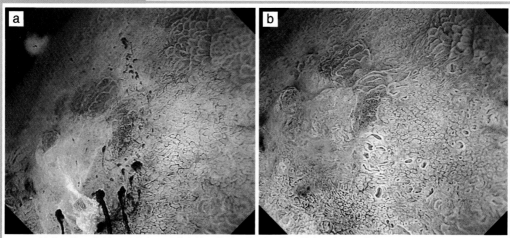

a. NBI 放大图像。右侧可以观察到形成血管网络的不规则血管，其表面纹理不清晰。
b. 喷洒醋酸后。清晰地观察到血管网络中的黑色的腺窝开口部。

　　另外，中分化型腺癌中腺管分支很复杂，由此间质的形态也变得不规则，血管存在于间质中，所以血管纹理也变得更复杂，无法形成血管网络。由此可见，可以通过观察有无血管网络来推测病灶的组织学形态。

组织学形态的诊断

　　分化型腺癌原则上呈全层置换型发育，所以黏膜层表面也是癌腺管，由此表面纹理出现形态异常。具体表现为绒毛或腺窝状结构的不规则、大小不同及融合等。中分化型腺癌的表面纹理会经常出现不清晰的情况。未分化型腺癌浸润时破坏腺管结构，所以原则上表面纹理是不清晰的，但有时会以腺颈部为中心向侧方浸润，而不破坏表面腺管结构，此时，表面纹理是正常的。**流程图 1** 显示组织学诊断的方法，粗线表示该情况发生的概率高，虚线表示该情况发生的概率低，细线表示概率位于前两者之间。

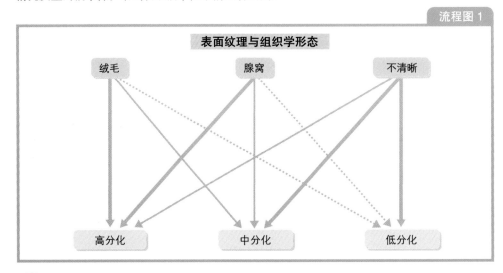

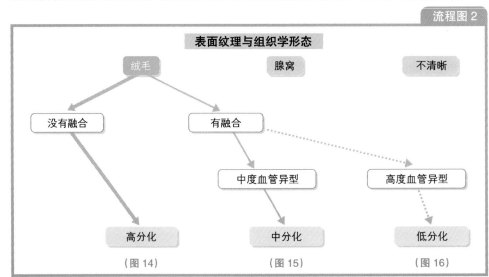

a **绒毛状结构**

　　如果表面可以看到不规则的绒毛状结构时，无论血管纹理是什么形态，都可以诊断为分化型腺癌。但是，如果绒毛状结构的大小不同很明显，或呈现融合时，则需要鉴别其为中分化型腺癌还是低分化型腺癌，所以此时需要仔细观察血管纹理后进一步诊断（**流程图 2**）。

图 14 中，可见绒毛大小不同，不规则且密度较高，故可将其诊断为高分化型腺癌。

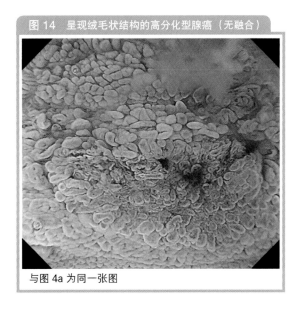

图 14　呈现绒毛状结构的高分化型腺癌（无融合）

与图 4a 为同一张图

图 15a 的右侧可见如 ➡ 所示的不规则的大小不同的绒毛状结构，但在其中央部分，可见图 15b 中 ➡ 所示的绒毛的融合，故可将该部诊断为中分化型腺癌。

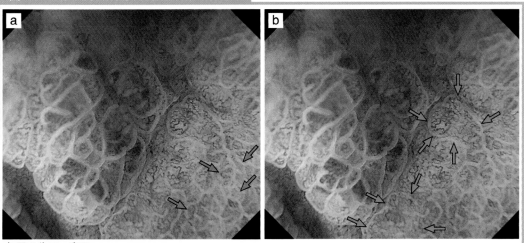

图 15　呈现绒毛状结构的中分化型腺癌（有融合）

与图 5 为同一张图
a. 大小不同的不规则的绒毛结构（➡）。
b. 绒毛的融合（➡）。

图 16a 为低分化型腺癌的 NBI 放大图像，图 16b 中可见画面的上方有如 ➡ 所示的不规则绒毛状结构，但其密度较低，在 图 16c 中可见画面的下半部分的表面纹理不清晰，可见粗细不同、走向不规则的异常血管，同时看不到血管网络的形成，故可将其诊断为低分化型腺癌。仔细观察的话，可以看到在 图 16b 的绒毛状结构的内部也可以看到同样的异常血管。

图 16　呈现绒毛状结构的低分化型腺癌（有融合）

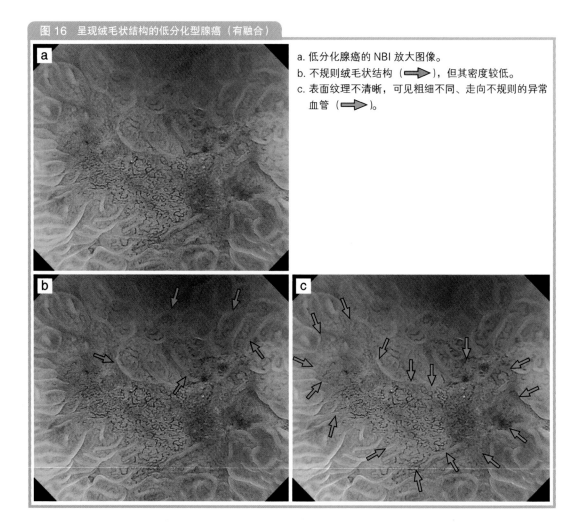

a. 低分化腺癌的 NBI 放大图像。
b. 不规则绒毛状结构 （➡），但其密度较低。
c. 表面纹理不清晰，可见粗细不同、走向不规则的异常血管 （➡）。

ⓑ 腺窝状结构

观察到不规则的腺窝状结构时可诊断为高分化型或中分化型腺癌。低分化型腺癌浸润至表层时，其表面纹理是不清晰的。但有时当癌组织量较少时，其向侧方进展，而表层的正常腺管未被破坏时，也会呈现规则的腺窝结构（**流程图3**）。

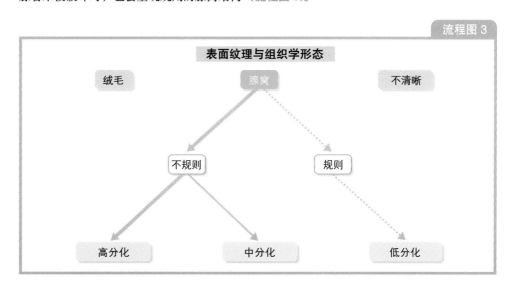

流程图 3

表面纹理与组织学形态

绒毛　　　腺窝　　　不清晰

不规则　　　规则

高分化　　　中分化　　　低分化

ⓒ 表面纹理不清晰

表面纹理不清晰时，各种分化形态的腺癌的可能性都有（**流程图4**）。此时需要进一步观察血管纹理，同时需要喷洒醋酸后更详细地观察表面纹理。

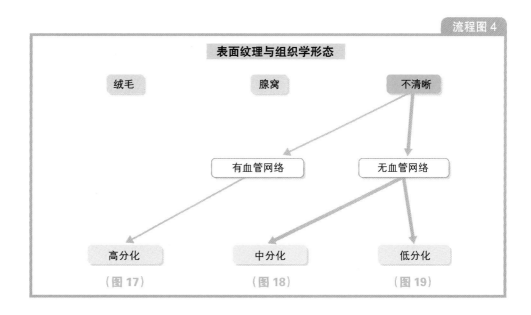

流程图 4

表面纹理与组织学形态

绒毛　　　腺窝　　　不清晰

有血管网络　　　无血管网络

高分化　　　中分化　　　低分化

（图 17）　　　（图 18）　　　（图 19）

表面纹理不清晰时，看到血管网络时就可以将其诊断为高分化型腺癌，此时喷洒醋酸后就可以看到腺窝状结构（图 17）。

图 17　表面纹理不清晰的高分化型腺癌（有血管网络）

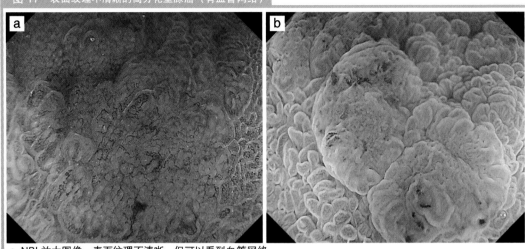

a. NBI 放大图像。表面纹理不清晰，但可以看到血管网络。
b. 喷洒醋酸后，表面可见微小的腺窝状结构，诊断为高分化型腺癌。

图 18　表面纹理不清晰的中分化型腺癌（血管网络不清晰）

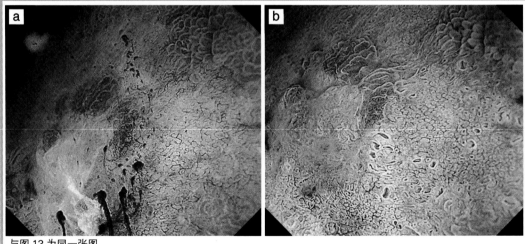

与图 13 为同一张图
a. NBI 放大图像。右侧可见一部分有血管网络，但表面纹理不清晰。
b. 喷洒醋酸后，表面可见大小不同的不规则腺窝状结构，诊断为中分化型腺癌。

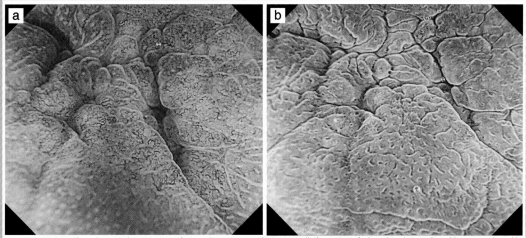

图 19　表面纹理不清晰的低分化型腺癌（无血管网络）

a. NBI 放大图像。中央的表面纹理不清晰，但可以看到粗细不同非常显著的走向不规则的异常血管，且没有血管网络，故诊断为低分化型腺癌。

b. 喷洒醋酸后，异常血管部分的表面可见与周边一致的、规则的腺窝状结构，故诊断为表面被非癌上皮所覆盖的低分化型腺癌。

 文献

[1] Sakaki N et al : Magnifying endosopic observation of the gastric mucosa, particularly in patients with atrophic gastritis. Endoscopy 10 : 269-274, 1978

[2] Nakayoshi T et al : Magnifying endoscopy combined with narrow band imaging system for early gastric cancer : correlation of vascular pattern with histopathology. Endoscopy 36 : 1080-1084, 2004

[3] Yagi K et al : Magnifying endoscopy with narrow band imaging for early dierentated gastric adenocarcinoma. Dig Endosc 20 : 115-122, 2008

[4] 井上晴洋ほか：ESD 時代に必要な胃癌の拡大内視鏡診断—腺管構造と血管パターンから視たクリスタルバイオレット NBI 拡大内視鏡分類. 日臨 66：1023-1027, 2007

[5] Yao K et al : Novel magnified endoscopic findings of microvascular architecture in intramucosal gastric cancer. Gastrointest Endosc 56 : 279-284, 2002

[6] 友利彰寿ほか：陥凹性小胃癌の鑑別診断—拡大内視鏡と通常内視鏡の対比—. 胃と腸 41：795-803, 2006

[7] 小山恒男ほか：胃の潰瘍性病変の拡大内視鏡所見と良悪性鑑別. 胃と腸 42：706-710, 2007

[8] 八木一芳ほか：範囲診断のための精密検査—拡大内視鏡検査. 胃と腸 44：663-674, 2009

（小山恒男）

第 **II** 章

胃癌 ESD 术前诊断
——典型病例

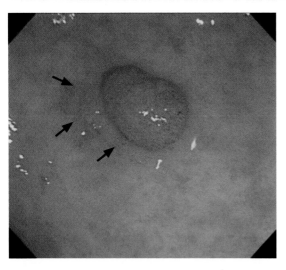

常规观察下的诊断！

●胃窦小弯可见一发红的隆起；隆起侧面和周边黏膜平面的角度呈锐角，表面没有分叶倾向，呈小结节状；隆起的表面黏膜纹理比较细密，没有那种可以在增生性息肉表面看到的乳头状、脑回状的粗大黏膜纹理；病灶整体呈现很紧的饱胀的感觉。综合上述表现，可高度怀疑其为来源于上皮的肿瘤。而且，因其发红明显，且隆起较高，故比起腺瘤来其为癌变的可能性更大。

请注意隆起周边的凹凸不平或色彩的变化！

●仔细观察可见隆起的远端前壁侧有一片与周边黏膜不同的扁平隆起，该部位轻微发白，没有正常的血管透见（➡），该部疑似0-Ⅱa的部分。

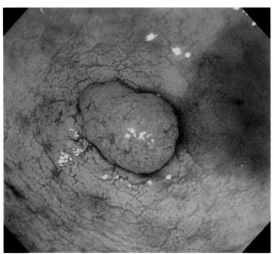

接着喷洒靛胭脂来观察诊断！

●喷洒色素后观察隆起表面的凹凸情况。发红的隆起上可见散在的浅沟状小凹陷，但没有形成明显的凹陷面。病灶整体的色素附着要比周边黏膜少，由此可推测隆起表面的腺管结构的密度要高于周边的黏膜。
●常规观察中疑似0-Ⅱa的扁平隆起部分，喷洒色素后可注意到该部黏膜比周边厚，但其边界反而变得不清晰。

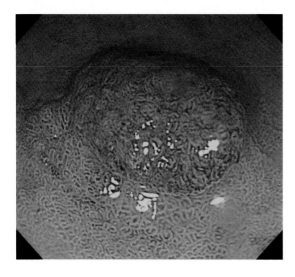

使用NBI进行观察与诊断！

● NBI低倍放大下可见深褐色的0-Ⅰ部分和浅褐色的0-Ⅱa部分，通过色彩差异就可以明确辨认病灶与周边黏膜的边界。

要点！

请注意表面黏膜纹理的不同

●接着观察病灶与周边黏膜纹理的不同：周边黏膜呈规则整齐的绒毛状结构，0-Ⅰ部分呈不规则的腺窝状结构；0-Ⅱa部分呈大小不同的绒毛状结构。两者之间没有正常黏膜，说明其为同一个连续的病灶（0-Ⅰ+Ⅱa）。

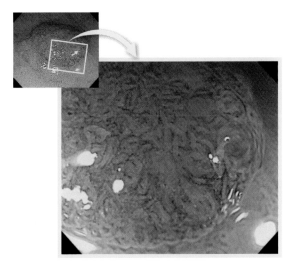

放大观察 0- Ⅰ 部分！

● 该图显示 NBI 放大观察到的 0-Ⅰ部分远端的边缘。

● 隆起表面可见不规则的分叉或融合的长短不同的腺窝状结构，其密度较高。

● 腺窝的周边可见粗细不同、走向不规则的粗大血管。

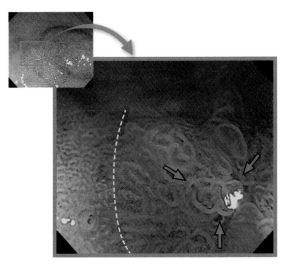

放大观察 0- Ⅱa 部分！

● 该图显示NBI放大观察到的0-Ⅱa部分（前壁侧）。周边黏膜纹理呈细小的绒毛状结构，0-Ⅱa部分可见大小不同的绒毛状结构，两者间的边界非常清晰（黄色虚线）。

● 0-Ⅱa部分的内部可见如 ⟹ 所示的绒毛融合的表现。这是两个绒毛紧密接近融合的表现，正常黏膜是不会有这样的表现的。

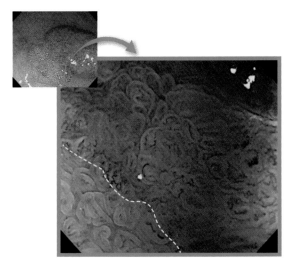

请注意血管纹理！

● 周边黏膜是绒毛状结构的，每个绒毛大小相似，内部可见细小的螺旋状血管。

● 0-Ⅱa部分也呈绒毛状结构，但绒毛的形状不规则，大小不同。内部可见扩张血管的增生，可见其粗细不同及走向的不规则。

● 如黄色虚线所示，正常黏膜与0-Ⅱa的边界非常明显。

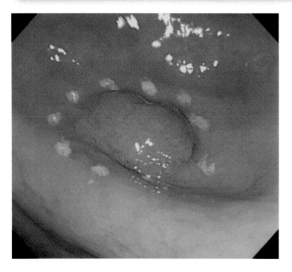

ESD 治疗！

● 内镜下诊断为 0– I + II a，高分化型腺癌（tub1），浸润深度为 M（黏膜内癌）。故在 NBI 放大内镜下标记病灶边缘后行 ESD，一次性全部切除了该病灶。

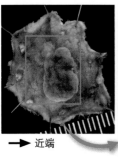

→ 近端

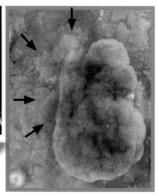

观察新鲜切除标本！

● 图的右侧是病灶的近端。0– I 的部分呈较深的红色，表面凹凸不平。0– II a 部分呈与周边一样的颜色，部分轻度发黄，边缘不规则。

● 周边的黏膜纹理由大小均一的颗粒组成呈丝绒状，但 0– II a 部分呈现较大的不规则绒毛状结构。从结构及颜色的不同可诊断出 0– II a 部分的边界如 → 所示。

→ 近端

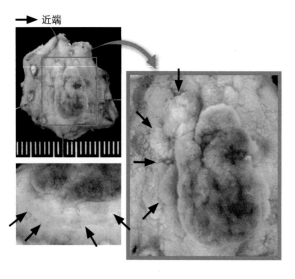

观察固定标本！

● 标本固定后凹凸不平更为明显，表面纹理更清晰。0– I 的部分呈密度很高的腺窝状结构，其分支不规则。

● 周边的黏膜纹理和 0– II a 部分一样都是绒毛状结构，但 0– II a 部分绒毛大小不同、形态不规则。从纹理的不同可诊断出 0– II a 部分的边界如 → 所示。

● 变化观察角度使其与内镜照片方向一致，可见 0– II a 部分的隆起与周边是有明显高度差别的。

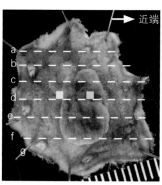

切片 d 中的 0-Ⅱa 部分（□）和 0-Ⅰ 部分（□）的组织学图像如右图所示。

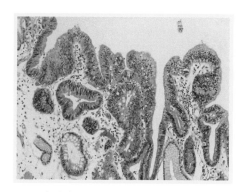

0-Ⅱa 部分表层（□）的中倍放大图像（HE 染色），可见细胞核的密度很高，不规则分支的腺管增生明显，诊断为高分化型腺癌（tub1）。

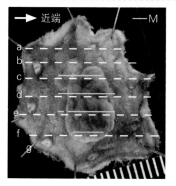

这是把病理结果标记在新鲜标本照片上的结果，可见与 0-Ⅱa 部分和 0-Ⅰ 部分的隆起部分一致，该部分均为腺癌。

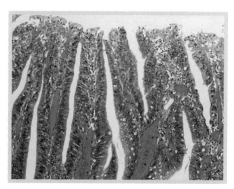

0-Ⅰ 部分表层（□）的中倍放大图像（HE 染色），可见长度较长的腺管状或乳头状增生，诊断为 tub1～乳头腺癌（pap）。间质中可见扩张的血管增生，这是 0-Ⅰ 部分明显发红的原因。

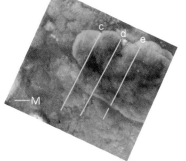

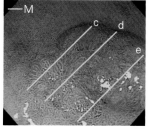

这是实体显微镜图像和 NBI 低倍放大图像的对比。大小不同、形态不规则绒毛状结构的 0-Ⅱa 部分为 tub1 的黏膜内进展。常规及色素观察下 0-Ⅱa 部分的边界是不清晰的，通过 NBI 放大观察，准确地诊断了浸润范围。

最终诊断

胃腺癌，
tub1 > pap，T1（M），1y0，v0，
LM（-），VM（-），pType 0-Ⅰ+Ⅱa，
12mm × 8mm，L，Less。

总结 该病例是胃窦小弯的 0-Ⅰ+Ⅱa 型病灶。单纯的 0-Ⅰ 型病灶的侧向浸润范围诊断是比较简单的，但要注意其周边伴发的 0-Ⅱa 或 0-Ⅱb 部分。该病例通过 NBI 放大观察，准确地认识到了Ⅱa 部分并有效地诊断了其侧向浸润范围。这样的病例，最重要的是在常规观察时，不要漏看隆起周边微妙的颜色或凹凸的变化。

（筱原知明）

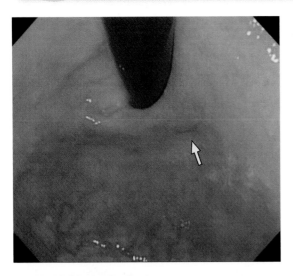

首先把黏液彻底冲洗掉！

● 胃底是黏液易附着的部位，因此在仔细观察之前需要彻底地将黏液冲去。

● 冲去黏液后，在胃体上部前壁可见（⇨）一发红的隆起型病灶。

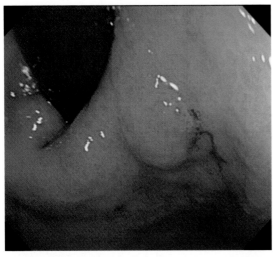

接近病灶后观察！

● 接近病灶，可见胃体上部前壁有一轻度发红的表面光滑的隆起型病灶。

● 病灶为单发的隆起，故怀疑其为腺瘤。

● 隆起的边缘大致可观察到，但近端的边界不明显。

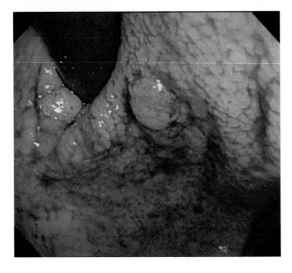

接着喷洒靛胭脂来观察诊断！

● 喷洒色素后可更清楚地观察到病灶的边界和表面纹理。

● 病灶的边界因为隆起与周边黏膜高度的差别而显得很明显。

● 周边黏膜显示规则的胃小区纹理，与其相比，隆起表面色素附着的较少，且纹理为不规则的小区纹理。

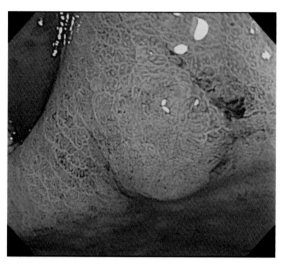

使用 NBI 进行观察与诊断！

● NBI 下可以观察表面纹理与血管纹理。

● 首先在 NBI 低倍放大下观察表面纹理。

● 周边黏膜显示规则的腺窝状结构和绒毛状结构混合在一起，隆起的表面纹理不清晰。

 要点！

请注意表面黏膜纹理！

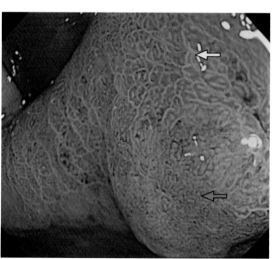

● 接着在 NBI 中倍放大下详细观察表面纹理。

● 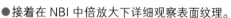 所示部位，可见规则的腺窝状结构和绒毛状结构混合在一起，故可诊断该部为非癌部位。

● 如 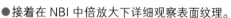 所示，即便是如此接近观察，隆起表面仍是纹理不清晰的，可见其表面有不规则的血管纹理。

 要点！

请注意血管纹理！

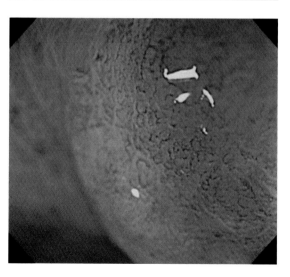

● 接着在 NBI 高倍放大下详细观察血管纹理。

● 可见紧密分布的粗细不同、走向不规则的异常血管，其中一部分形成血管网络，故诊断为高分化型腺癌（tub1）。

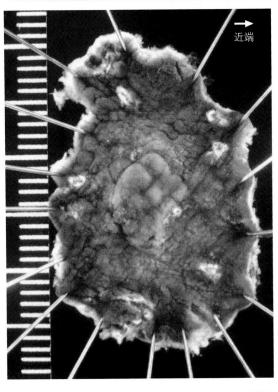

观察新鲜切除标本！

● 图的右侧是病灶的近端。

● 中央可见类圆形的隆起型病灶，因其与周边存在明显的高度差别，所以边界较为明显。

● 隆起的表面呈粗大颗粒状且凹凸不平。

● 整体呈轻微发白，有部分黏膜发红。

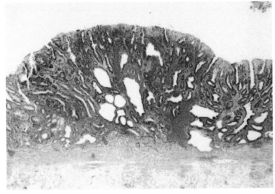

观察病理标本！

● 隆起部分的组织学图像（HE 染色）。

● 整个黏膜层中可见不规则分支的腺管增生明显，且腺管密度高，明显存在结构异形。

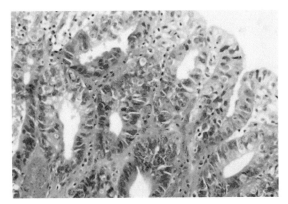

高倍放大观察病理标本！

● 隆起部分的高倍放大组织学图像（HE 染色）。

● 可见拥有不规则的、肿大的、细胞核的肿瘤细胞增殖。

● N/C 比增大，细胞核排列不规则，以及极性消失。

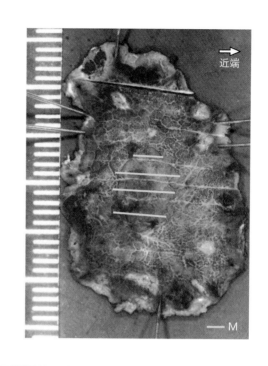

> ⭐ **最终诊断**
>
> 胃腺癌，
> tub1，T1（M），1y0，v0，
> LM（–），VM（–），pType 0–Ⅱa，
> 9mm × 7mm，U，Ant。

对比内镜图像和病理标本！

● NBI 的病灶近端边缘的标记（⇒）和切除标本近端边缘的标记（⇒）是同一个部位，以此为据把标本的图像旋转使其与内镜图像对应。

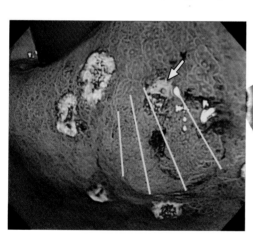

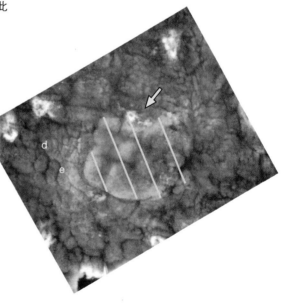

📎 **总结**　胃底是黏液易附着的部位，因为充分洗去黏液才发现了该病灶。常规观察及喷洒色素后可见一单发的边界清晰的扁平隆起型病灶，疑诊为腺瘤。但在 NBI 放大观察下可见隆起表面纹理不清晰，以及粗细不同、走向不规则的异常血管，其中一部分形成血管网络，故诊断为高分化型腺癌（tub1）。

（三池　忠）

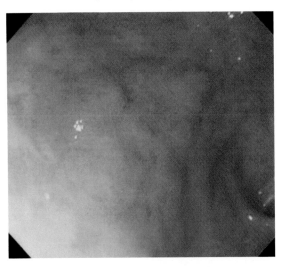

请注意黏膜的凹凸不平或颜色的变化!

● 背景黏膜是红白相间的萎缩黏膜。
● 胃窦前壁可见一较平坦的、扁平的不规则隆起型病灶。
● 病灶红白相间,表面可见一浅凹陷。
● 隆起的边界不明显,只能在前壁侧辨认一部分边界。

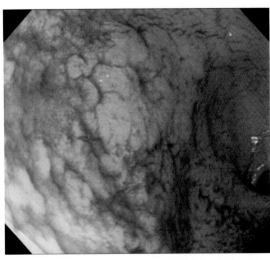

接着喷洒靛胭脂来观察诊断!

● 喷洒色素后可清楚地观察到病灶近端的边界,远端边界仍不明显。
● 与周边黏膜的小区纹理相比,隆起表面色素附着得很少,且黏膜的小区纹理较粗大,其间可见细的小沟。

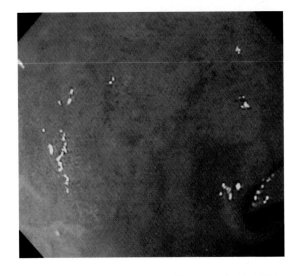

使用 NBI 进行观察与诊断!

● 先 NBI 下观察病灶整体。
● 与周边相比,病灶轻度发红。
● 因为颜色的差别,可分辨出与周边黏膜的边界。
● 但是 NBI 常规观察下光量太小,整体画面太暗,不能用于筛查病灶。

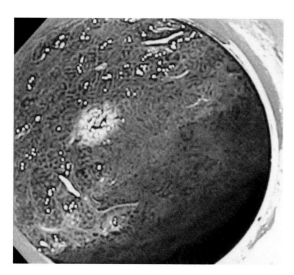

接着在 NBI 中倍放大下观察!

● 这是 0-Ⅱa 病灶的边缘部分。

● 周边黏膜呈现规则的、有点圆的绒毛状结构，其中有部分腺窝状结构；与其相比，病灶内部可见大小不同的绒毛状结构，尽管不是很清晰，有部分可见不规则的绒毛状结构。

● 根据表面纹理的不同，确定了病灶边界并进行了一处标记。

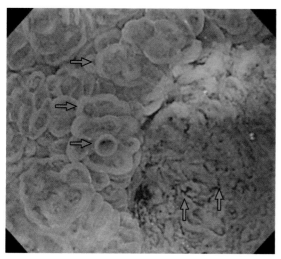

接着在 NBI 高倍放大下观察!

● 这是上图中的标记附近的高倍放大图像。

● 周边黏膜呈现规则的、有点圆的绒毛状结构，如 ➡ 所示。

● 与其相比，如 ➡ 所示，病灶内的表面纹理不清晰，可见走向不规则、粗细不同的异常血管。

● 其中一部分形成血管网络。

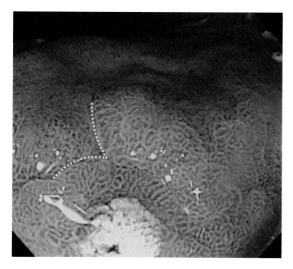

接着在NBI高倍放大下确定前壁侧的边界!

● 这是前壁侧的放大图像。

● 周边黏膜呈现规则的、有点圆的绒毛状结构。

● 与其相比，病灶内呈现大小不同的绒毛状结构，且密度高排列不规则，从表面纹理的差异可确定边界，如黄色虚线所示。

● 综上所述，内镜下诊断为 0-Ⅱa，高分化型腺癌（tub1），浸润深度 M（黏膜内）；故在 NBI 放大内镜下标记病灶边缘后，行 ESD，一次性全部切除了该病灶。

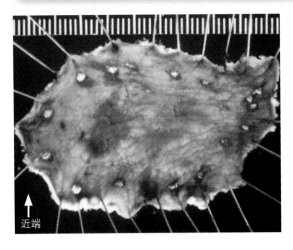

近端

观察新鲜切除标本！

● 图的上方是病灶的近端。
● 中央可见扁平的隆起型病灶。
● 表面光滑。
● 病灶部分发红同时比周边隆起，可据此分辨出其边界。

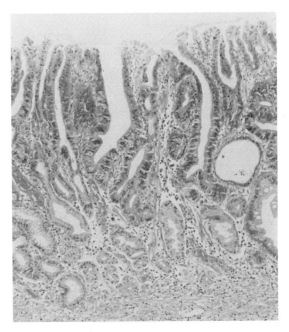

观察病理标本！

● 发白的隆起部分的高倍放大组织学图像（HE 染色）。
● 可见细胞核密度高，且异常分支的不规则腺管的增生，可诊断为 tub1。
● 细胞核呈橄榄形，双层排列明显。
● 异常腺管的密度高，间质较窄，所以血管数量较少。
● 该病理表现可解释病灶的该部分颜色为什么发白。

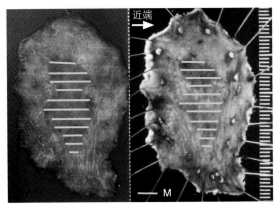

近端

对比固定标本和病理！

● 图的右侧是病灶的近端。
● 与0–Ⅱa的部分一致可见局限于黏膜内的高分化型腺癌。
● 癌浸润范围与内镜诊断基本一致。

最终诊断

> 胃腺癌，
> **tub1，T1 (M)，1y0，v0，LM (–)，VM (–)，pType 0– Ⅱ a，25mm × 12mm，L，Ant。**

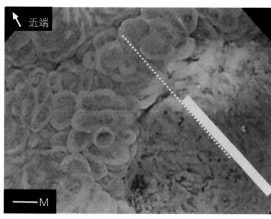

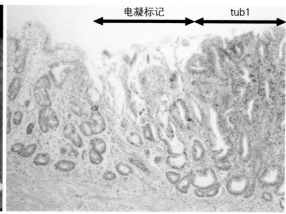

对比内镜图像和病理标本！①

●左上的内镜图片中，可见病灶与周边黏膜的边界上有一处电凝标记；标记的左侧可见规则的绒毛状结构。与此相对，病灶内的表面纹理不清晰，可见粗细不同、走向不规则的异常血管，部分形成血管网络。

●右图显示与左图黄色虚线部位相对应的病理图像。在标记的右侧可见细胞核肿大的有结构异形的肿瘤腺管，在标记的左侧为肠上皮化生。

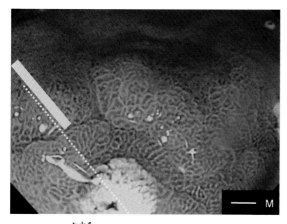

对比内镜图像和病理标本！②

●左边的内镜图片中，病灶与周边黏膜的边界很明显。

●图下方的电凝标记周围可见规则的绒毛状结构。与此相对，病灶内可见不规则的密度很高的绒毛状结构。

●下图显示与左图蓝线部位相对应的病理图像。病理图像的左侧可见有结构异形的肿瘤腺管，标记与病灶之间可见规则的腺管。

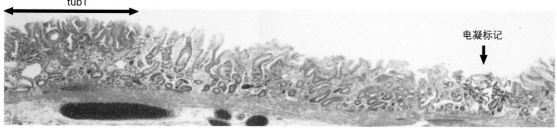

总结 该病例为胃窦前壁的 0－Ⅱa 病灶，常规观察下病灶边界不明显，但在 NBI 放大观察下可见隆起表面纹理与周边黏膜明显不同，通过识别其差别就可准确地判断病灶的边界。通过 NBI 放大观察可以看到绒毛状结构及血管网络，故可将其诊断为高分化型腺癌（tub1）。

（国枝献治）

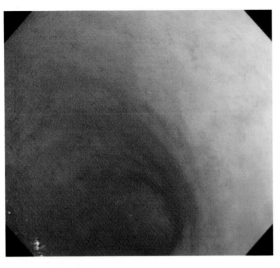

请注意黏膜的色彩变化！

●注意发白的区域：胃窦小弯后壁侧可见一片发白的区域，因为周边黏膜略发红，故通过黏膜色彩的变化可以判断大概的边界。其周边未见相似的病灶，故其为单发的有边界的病灶，因此怀疑其为上皮来源的肿瘤。常规观察下很难判断其为凹陷型病灶还是隆起型病灶。

●注意病灶内部的颜色：整体为发白的病灶，但其内部（近端）可见轻微发红的区域，这提示其为癌的可能性大于腺瘤。

●注意背景黏膜：周边可见红白相间的黏膜，色彩不均匀，可诊断为萎缩性胃炎。

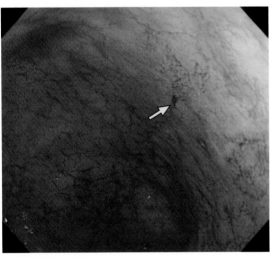

接着喷洒靛胭脂来观察诊断！

●在喷洒色素之前，先要拍摄一张常规观察的照片，在保持相同的视野下喷洒色素后观察的话，就更容易进行对比。

●注意病灶的边界：常规观察时病灶的边界较为明显，但喷洒色素后该病灶边界反而变得不明显；需注意这样的与周边黏膜的高低差很小的病灶，在喷洒色素后边界会变得不明显，容易误诊。

●注意病灶的表面纹理：常规观察下可见发红部分的区域（病灶近端），喷洒色素后色素的附着比周边稍差，病灶远端可见淡淡的色素沉积，可见一细小的沟状凹陷，如 ⇨ 所示该位置是前次活检的疤痕。

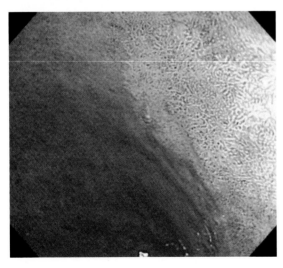

NBI 观察的技巧！

●首先用低倍放大拍摄病灶整体的照片，这样后面进行放大观察时更容易定位。

接着在 NBI 低倍放大下观察！

●与常规观察及色素图像相比，病灶的色彩和结构与周边明显不同，边界变得明显。

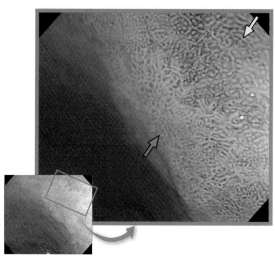

接着观察近端!

● NBI 中倍观察，⇨所示图的右上方可见规则的腺窝状结构，腺窝小且圆，形态规则，故可诊断该部位为非肿瘤。

● 与其相比，⇨所示的区域内可见腺窝状结构和绒毛状结构混在一起，绒毛的形态不规则且大小不同，密度高。由此该部位可诊断为高分化型腺癌（tub1）。

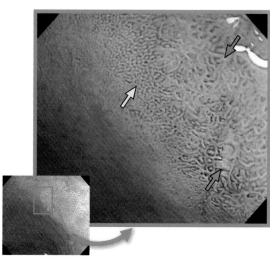

接着观察远端!

● NBI 中倍观察，⇨所示部位可见规则的腺窝状结构，腺窝小且圆，形态规则，故可诊断该部位为非肿瘤。

●⇨所示的区域内部分呈绒毛状结构，绒毛的形态不规则、大小不同，密度高。由此该部位也可诊断为高分化型腺癌（tub1）。

●⇨所示部分为活检后疤痕。

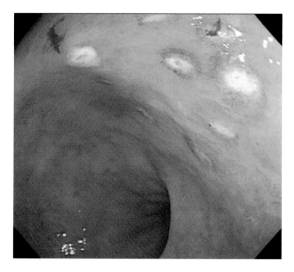

ESD 治疗!

●在 NBI 放大内镜下标记病灶边缘后，行 ESD，一次性全部切除了该病灶。

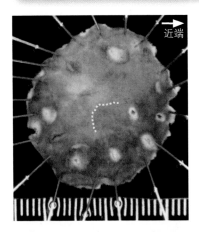

观察新鲜切除标本!

● 图的右侧是病灶的近端。
● 病灶内部可见发白和发红的部分混在一起,表面纹理与周边相比不规则,可见细微小沟样结构。
● 可以根据病灶的色彩和纹理的差异确定其边界。
● 黄虚线右侧的发红区域与常规观察所看到的发红区域是一致的。

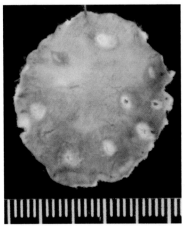

观察固定标本!

● 固定后更容易观察到病灶的表面纹理。
● 表面纹理不规则,可见细微小沟样结构,与周边的边界也较明显。

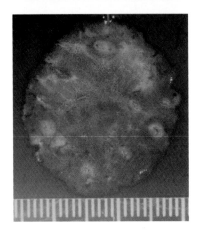

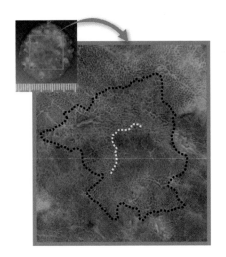

用水晶紫染色后观察!

● 染色后表面纹理更为清晰,可见大小不同的绒毛状结构和一部分腺窝状结构混在一起,黑色虚线显示病灶的边界。
● 黄色虚线的左侧为细微的大小不同的绒毛状结构,右侧的绒毛状结构更大,同时还有腺窝状结构混在一起。

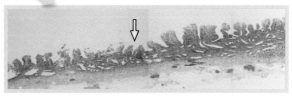

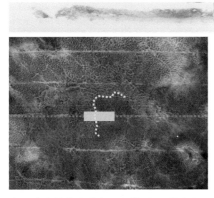

放大镜图像：中央可见病灶，与周边相比几乎没有高低的差别。

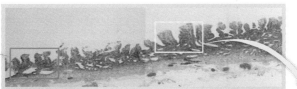

该图为病灶中央的病理图像（HE 染色）。可见细胞核肿大，呈假复层排列，但仍有腺管结构，故诊断为 tub1。左图的黄虚线与右图的 ⇨ 一致，左侧和右侧有微妙的癌腺管的高低差。下面展示各个部分的高倍放大图像。

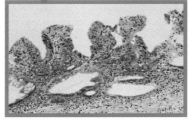

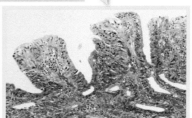

左侧的高倍放大图像中可见细胞核肿大、呈假复层排列的异常腺管增殖，腺管的高度较低，腺管间质较窄。与其相比，右图的腺管的间质较宽，间质内可见较多血管。因为两者结构不同，因此其镜下的色彩也有所不同。病灶内的黏膜肌层很完整，故诊断为浸润深度为 M 的分化型腺癌。

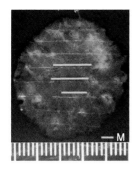

最终诊断

胃腺癌，
tub1，T1（M），1y0，v0，LM（−），VM（−），
pType 0−Ⅱb，10mm × 9mm，L，Post。

总结 　该病例为胃窦小弯后壁侧的红白相间的 0−Ⅱb 病灶。常规观察下病灶边界清晰，因其高低差不明显，所以喷洒色素后边界变得不清晰。在 NBI 放大观察下可见边界明显的病灶，病灶内可见密度高的绒毛状结构和腺窝状结构混在一起，故可将其诊断为高分化型腺癌（tub1）。

（冈本耕一）

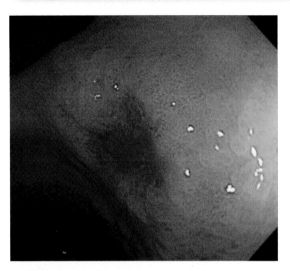

请注意发红的凹陷！

● 胃角后壁可见一伴有隆起的、发红的不规则凹陷。
● 因为该凹陷的边界不明显，故需鉴别其为癌还是非癌（炎性变化）。

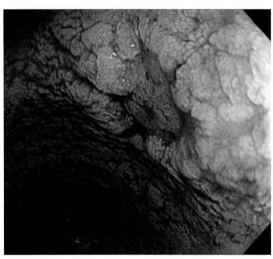

接着喷洒靛胭脂来观察诊断！

● 喷洒色素后，可以详细地观察诊断表面纹理。
● 周边黏膜可见规则的小区纹理，但凹陷内部无小区样纹理，凹陷的边界非常明显。

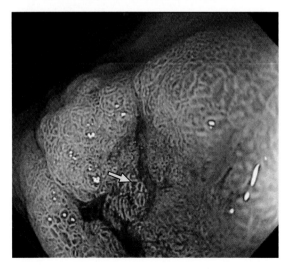

使用 NBI 进行观察与诊断！

● 因为在常规观察和色素观察下无法鉴别其为癌还是炎性病灶，故进行了 NBI 放大观察。
● 病灶近端的 NBI 中倍放大观察，可见周边黏膜显示规则的腺窝状结构和绒毛状结构。
● 凹陷内部如 ⟹ 所示，可见大小不同的密度很高的不规则绒毛状结构，但无法辨认其血管纹理。

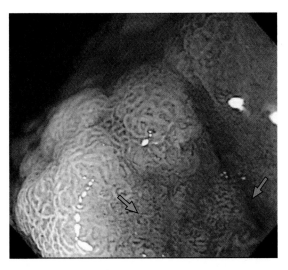

接着 NBI 高倍放大观察病灶近端！

- ⇨所示部位可见不规则的绒毛状结构。
- ⇨所示部位可见大小不同的绒毛状结构，但其形态较为规则。
- 只能看到其中部分形成血管网络。

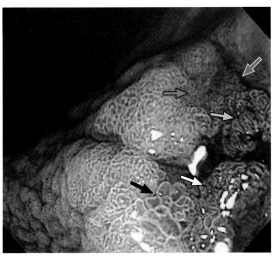

接着 NBI 高倍放大观察病灶前壁侧！

- ➡与⇨所示部位与上图的箭头所示部位是同一部位。
- ⇨所示部位，可见大小不同的、不规则的绒毛状结构，无法辨认其血管纹理。
- ➡所示部位可见大小不同的绒毛状结构，形态亦不规则，无法辨认其血管纹理。
- ⇨所示部位可见较细的绒毛状结构，部分可见走向不规则、粗细不同的异常血管。

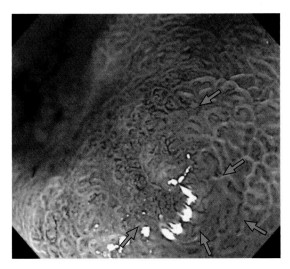

接着 NBI 高倍放大观察病灶远端！

- 表面纹理显示为大小不同的绒毛状结构，一部分不清晰，血管纹理显示走向不规则、粗细不同的异常血管。
- 因周边黏膜显示规则的绒毛状结构，所以根据两者纹理的差别，可如⇨所示确定病灶的边界。
- 综上所述，内镜下诊断为胃腺癌，高分化型腺癌（tub1），浸润深度 M, 在 NBI 放大内镜下标记病灶边缘后，行 ESD，一次性全部切除了该病灶。

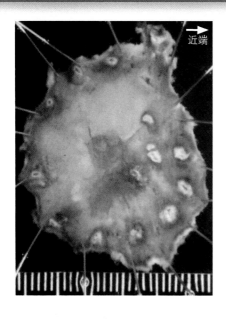

观察新鲜切除标本！

●图的右侧是病灶的近端。

●中央可见一发红的边界清晰的凹陷型病灶，其内部有部分小隆起。

●可以根据病灶的色彩和纹理的差异确定其边界。

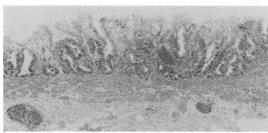

观察病理标本！

●病灶的组织学图像（HE 染色）。

●可见细胞核肿大的肿瘤细胞形成腺管。

●腺管较为规则，结构异形较低，故诊断为 tub1，M。

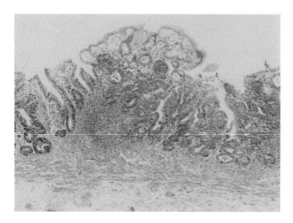

●病灶近端的隆起部分也可见同样的肿瘤腺管，因其结构异形较低，故诊断为 tub1。

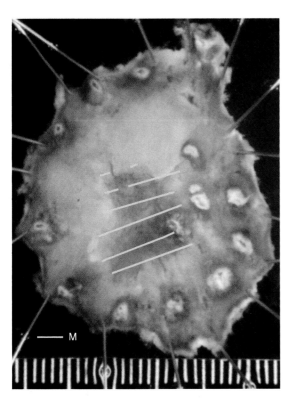

最终诊断

胃腺癌，
tub1，T1（M），1y0，v0，
LM（−），VM（−），pType 0-Ⅱc，
12mm × 10mm，M，Post。

第Ⅱ章

胃癌 ESD 术前诊断——典型病例

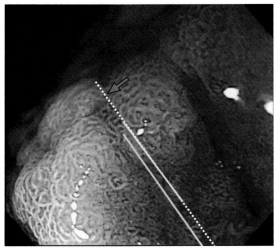

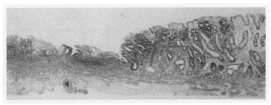

● 边缘的隆起部分与凹陷部分的对比如图所示（白色虚线，切片的切割线；黄线，病理图像所示的部分；蓝线，黏膜内内癌）。
● 病理图像是从 ➡ 方向看过来的图像。
● 凹陷部分至边缘隆起的中央部分是 tub1。

总结 该病例为胃角后壁发红的、边界不清晰的凹陷型病灶，需鉴别其为癌还是非癌（炎性变化）。在 NBI 放大观察下可见不规则的绒毛状结构，亦可见部分形成血管网络的异常血管，故术前可鉴别其为癌还是非癌，可将其诊断为高分化型腺癌（tub1）。

（高桥亚纪子）

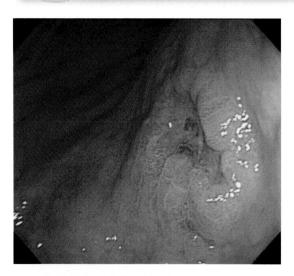

请注意发红的凹陷！

- 胃体上部后壁可见一边界清晰的、发红的不规则凹陷。
- 凹陷内部可见一部分更加发红的区域。
- 凹陷周边可见边缘隆起。

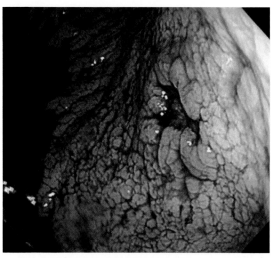

接着喷洒靛胭脂来观察诊断！

- 喷洒色素后，其边界更为明显，还可以观察到边缘的虫咬样变化。
- 周边黏膜可见规则的小区纹理，边缘隆起的小区样纹理比周边要大一些。

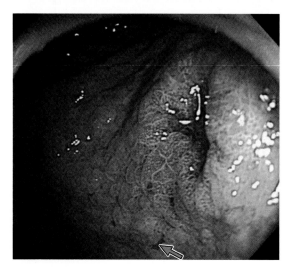

使用 NBI 进行观察与诊断！

- 病灶呈现不规则的 brownish area（褐色区域）。
- 病灶大弯侧可见如➡所示的小凹陷，除了上述病灶外，接下来也应该进行该凹陷的 NBI 放大观察。

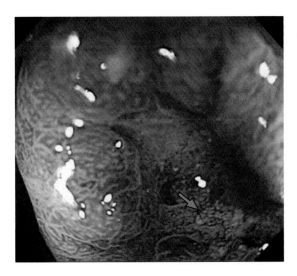

接着 NBI 中倍放大观察！

- NBI 中倍放大观察主病灶中央部分。
- ⇒所示部位可见腺窝状结构。
- 血管形态走向不规则，粗细不同，形成血管网络。

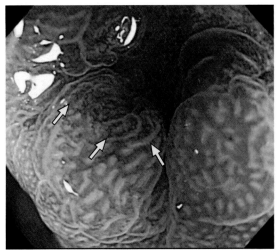

接着 NBI 放大观察病灶大弯侧的边界！

- 放大观察边缘的隆起部分，可见在隆起中间开始至凹陷内显示大小不同的绒毛状结构，血管形态走向不规则、粗细不同。
- 周边黏膜显示规则的绒毛状结构，可以根据两者纹理的差异确认病灶的边界，如⇒所示。
- 因此，可诊断主病灶的凹陷为高分化型腺癌（tub1）。

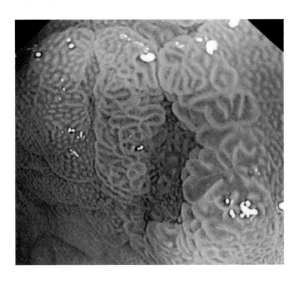

接着 NBI 高倍放大观察病灶近端！

- NBI 放大观察病灶大弯侧的小凹陷（与第一张NBI 图像上⇒所示部位一致），可见大小不同的腺窝状结构。可见走向不规则、粗细不同的异常血管，异常血管形成血管网络。
- 因此可诊断该凹陷亦为 tub1，可推测这是癌组织沿着主病灶的小区间沟延伸至近端所致。
- 综上所述，内镜下诊断为胃腺癌，0-Ⅱc，tub1，浸润深度 M，在 NBI 放大内镜下标记病灶边缘后，行ESD，一次性全部切除了该病灶。

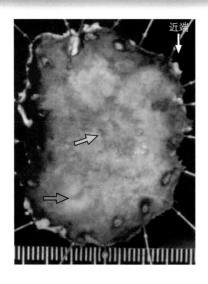

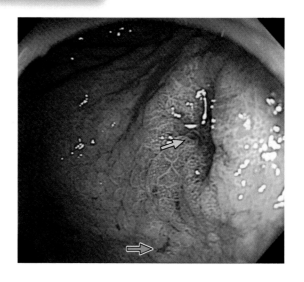

观察新鲜切除标本！

- 图的下侧是病灶的近端。
- 中央可见一发红的不规则凹陷型病灶，其内部有部分小隆起（⇨）。可以根据病灶的颜色和纹理的差异确定其边界。
- 如⇨所示，可见与中央的凹陷相连的小凹陷。

对比新鲜切除标本和内镜图像！

- 凹陷部的发红区域（⇨）和大弯侧的小凹陷（⇨）在两张图片上是一致的。

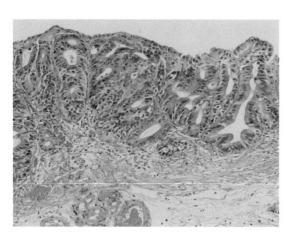

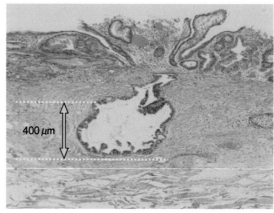

- 该图为病灶中央的病理图像（HE 染色）。
- 可见细胞核肿大的肿瘤细胞形成不规则的腺管，诊断为 tub1，M。

- 在病灶的中央部分可见肿瘤浸润至黏膜下层，浸润深度为 SM1（400 μm）。

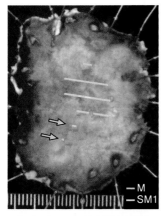

胃腺癌，
tub1 ≫ tub2，T1（SM1：400μm），
1y0，v0，LM（−），VM（−），
pType 0–Ⅱc，19mm×12mm，U，Post。

如 ⇒ 所示，沿小沟延伸的小凹陷也是病灶的一部分。同时，病灶内有极小的一部分为中分化型腺癌（tub2），其表层为非癌上皮。

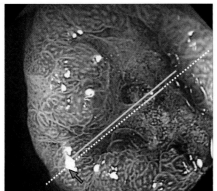

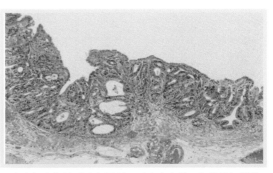

凹陷内部隆起的对比如图所示（白色虚线，切片的切割线；黄线，病理图像所示的部分；蓝线，黏膜内癌）。
病理图像是从 ⇒ 方向看过来的图像。
NBI 放大图像的中央凹陷部分是 tub1。

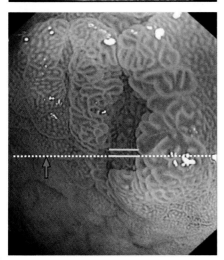

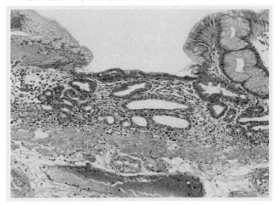

近端的小凹陷也是 tub1。

总结 该病例为胃体上部大弯发红的不规则凹陷型病灶，NBI 放大观察下可见形成血管网络的走向不规则、粗细不同的异常血管，可将其诊断为高分化型腺癌（tub1）。病灶内有极小的一部分为中分化腺癌（tub2），其表层为非癌上皮，所以 NBI 放大观察下无法诊断。另外凹陷内厚度均一，没有提示黏膜下层浸润的增厚，故在术前诊断 SM 浸润比较困难。近端的小凹陷内也可见异常血管，故术前亦可诊断其为 tub1。

（高桥亚纪子）

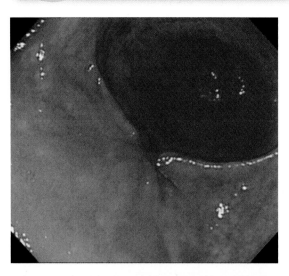

请注意背景黏膜！

● 背景黏膜可见多发的白色小凹陷，伴有血管透见，故可诊断其为萎缩黏膜。

请注意皱襞！

● 一般情况下，大弯皱襞都是沿着胃的纵轴方向分布的。胃窦部一般没有皱襞，但是可以看到横向的假幽门环。

● 该病例可见胃体下部开始至胃窦横向的皱襞，该皱襞在中间中断，仔细观察可见中断的部分有一个浅凹陷，提示病灶的存在。

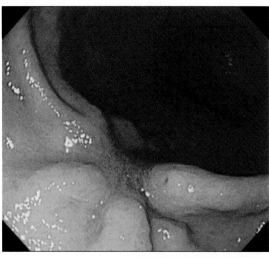

接着接近病灶来观察诊断！

● 可见皱襞在发红的凹陷的边缘中断，但在常规观察下无法明确判断边界是否清晰，凹陷内部的纹理如何，所以需喷洒靛胭脂更加详细地观察。

● 上图的空气量较多，左图的空气量较少，可见改变空气量之后，皱襞的形态很容易发生变化，说明皱襞较软。但是凹陷的形态不发生变化，说明凹陷部分较硬。

接着喷洒靛胭脂来观察诊断！

● 喷洒色素后，其颜色变化变得不太明显，但可以详细观察诊断凹陷的表面纹理。

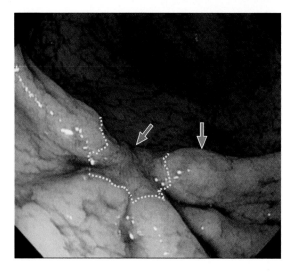

请注意凹陷部分的边界和凹陷内部的纹理！

● 可以通过黏膜高低的差别确定凹陷的大致边界，如黄色虚线所示，但边界不是很明显。

● 与周边黏膜相比，凹陷内部因靛胭脂潴留形成的小区纹理相对较小。

● 由于其表面纹理比周边密度高，且其有一定的边界，故怀疑其为上皮来源的肿瘤。但因为边界及内部纹理均不够清晰，故需要放大内镜进行更详细的观察。

请注意皱襞！

● ⟶ 所示皱襞轻度增粗，但未见融合，故可诊断不存在黏膜下浸润。

● ⟶ 所示部位可见皱襞集中，故可推断该部位存在有溃疡疤痕。凹陷部质地较硬可能是由于该溃疡疤痕引起的。

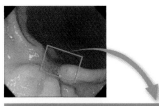

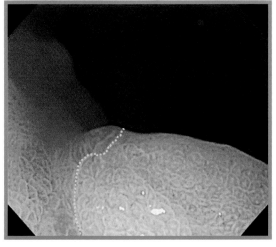

接着放大观察与诊断!

● 放大观察可见蓝虚线右侧的黏膜呈现排列规则的小且圆的白色纹理。

● 蓝虚线的左边的黏膜可见发红的绒毛状结构,绒毛大小不同、形态不规则。

● 在上述两种纹理之间有很明确的边界,如蓝虚线所示,可诊断蓝虚线的左侧为上皮性肿瘤。

● 在普通光下靠近病灶观察时,黏膜会发红,无法看清,故接着使用 NBI 放大观察。

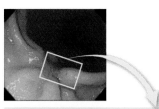

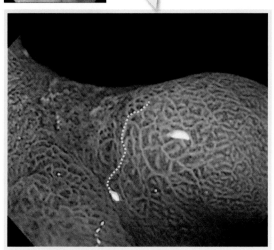

接着 NBI 放大观察!

● 使用 NBI 放大观察,可更容易地看到表面纹理和血管纹理。

● 观察表面纹理:黄色虚线的右侧可见整齐的腺窝状结构。其左侧可见密度高的不规则绒毛状结构。

● 观察血管:该病例无法观察到血管,所以只能通过表面纹理进行诊断。

● 由此,可诊断为黄色虚线的右侧为非肿瘤部分,左侧为分化型腺癌。

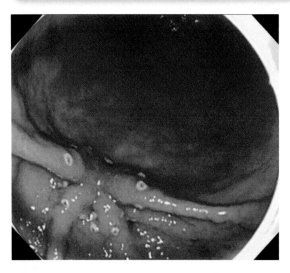

接着 ESD 治疗！

● 综上所述，内镜下诊断为浸润深度 M，肿瘤直径约 15mm，伴有溃疡疤痕的分化型腺癌，是 ESD 的扩大适应证。

● 在 NBI 放大内镜下标记病灶边缘后，行 ESD，一次性全部切除了该病灶。

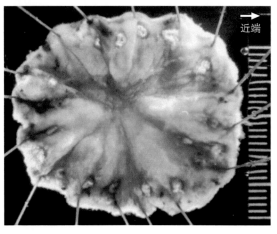

近端 →

观察新鲜切除标本！

● 图的右侧是病灶的近端。

● 中央可见一发红的浅凹陷型病灶，边界较明显。

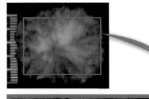

水晶紫染色后观察！

● 水晶紫染色后表面纹理更为清晰。

● 凹陷周围黏膜呈现排列规则的小且圆的纹理。

● 凹陷内部可见大小不同的绒毛状结构，一个一个的绒毛比周围纹理更小。

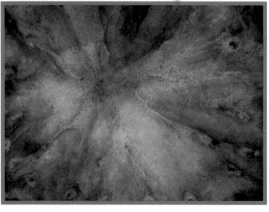

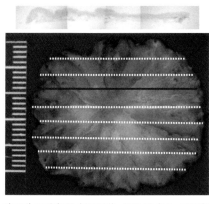
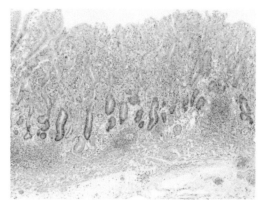

该图为凹陷部的病理图像（HE 染色）。可见细胞核肿大的肿瘤细胞形成较细的腺管，诊断为中分化型癌 tub2。

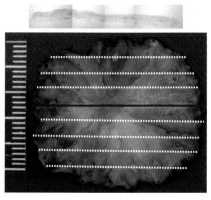
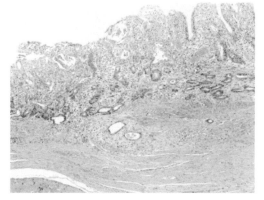

黏膜下层可见纤维的聚集，考虑其为溃疡疤痕，诊断为伴有溃疡疤痕（UL+）、浸润深度 M 的分化型癌。

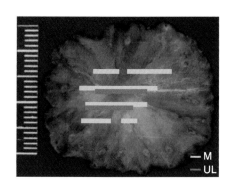

最终诊断

胃腺癌，
tub2，T1 (M)，ly0，v0，UL (+)
LM（－），VM（－），pType 0－Ⅱc，
15mm × 14mm，L，Gre。

总结 该病例为胃窦大弯的、伴有溃疡疤痕的发红凹陷型病灶，常规观察下凹陷边界不清，但色素及 NBI 放大观察下可见不规则的绒毛状结构，通过纹理的不同可清晰地确认其边界，术前诊断为分化型腺癌，但该病例在术前无法鉴别其为 tub1 还是 tub2。病灶的凹陷在空气量变化后形态不变化，考虑是因溃疡疤痕引起的，故诊断为浸润深度 M。

（森田周子）

H 印戒细胞癌

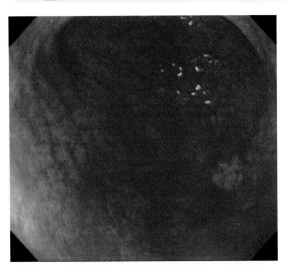

请注意黏膜的发白！

● 胃角大弯的后壁侧可见一发白的凹陷型病灶。
● 边界清晰且颜色发白，故怀疑其为癌病灶，但因为周边亦可见发白的黏膜散在，故需要进一步详细观察后诊断。

请注意背景黏膜！

● 病灶远端可见充血和发白的黏膜混在，黏膜变薄可见其下的血管纹理，可推断其为萎缩性胃炎。
● 与之相对，病灶远端的黏膜均呈均一的正常红色，没有萎缩的表现。
● 由此可知该病灶位于萎缩边界上。

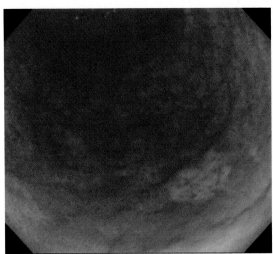

接着接近病灶来观察诊断！

● 病灶与其远端的红白相间的萎缩黏膜相比，颜色更发白，凹陷不规则。
● 凹陷内部的表面纹理较为均一，没有明显的凹凸不平。
● 因为其为单发的不规则凹陷，故可疑诊其为癌，但尚未获得确切证据。

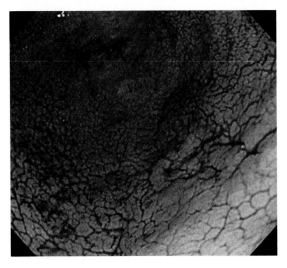

接着喷洒靛胭脂来观察诊断！

● 喷洒色素后，其颜色的差异消失，但可详细观察诊断表面纹理和黏膜的高低变化。

请注意凹陷部分的形状等性质！

● 周边黏膜呈规则的小区样纹理，凹陷内部的小区纹理不清晰。
● 凹陷的形态不规则，但凹凸不平不明显，故可疑诊其为癌，但尚未获得确切证据。

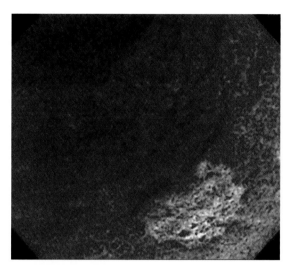

接着 NBI 观察！

● NBI 观察下病灶呈现为更为清晰的、发白的不规则凹陷型病灶。

● 常规光下观察到的均一的凹陷内部，在 NBI 下可见凹陷内部分布有点状的茶褐色区域，凹凸不平不明显。

● 不使用放大内镜的情况下只能得到上述诊断信息。

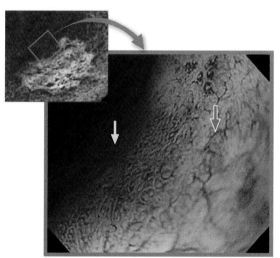

接着 NBI 放大观察病灶远端！

● 使用 NBI 放大观察凹陷的远端边缘，在 ⟹ 所示的图左侧，可见规则的腺窝状结构和血管纹理。血管的分布也很均一，故可诊断为非肿瘤。

● 与之相比，⟹ 所示右侧部分观察不到腺窝状结构，表面纹理不清晰。

● 血管密度较低，但每根血管均可见粗细不同、走向不规则，未形成血管网络。

● 由此，可诊断为低分化型腺癌。

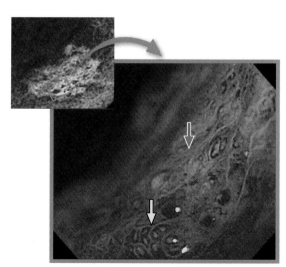

接着 NBI 放大观察病灶近端！

● 使用 NBI 放大观察凹陷的近端。

● 在 ⟹ 所示部位，可见腺窝状结构。每个腺窝均呈类圆形，大小基本一致，故可诊断该部位为非肿瘤。

● ⟹ 所示部分，表面纹理不清晰，无法判断其纹理。可见粗细不同、走向不规则的异常血管。

● 因异常血管未形成血管网络，故可诊断为低分化型腺癌。

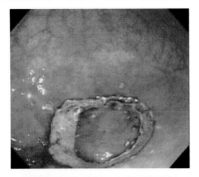

接着 ESD 治疗！

●因为该病例为低分化型腺癌，可能存在有黏膜下的侧方浸润，故需要明确确定其边界；因此在离开凹陷边缘约 1cm 处的 4 个方向上行活检，确认 4 个部位均未见癌细胞。
●在 NBI 放大内镜下，根据活检的疤痕，标记病灶边缘后，行 ESD，一次性全部切除了该病灶。

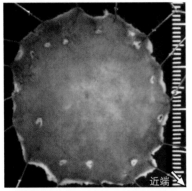

观察新鲜切除标本！

●图的右下侧是病灶的近端。
●凹陷周边的黏膜为色彩均一的无萎缩的胃体腺黏膜。
●中央可见一发白的不规则的凹陷型病灶，部分边界不明显。

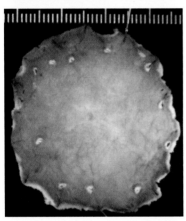

观察固定标本！

●固定后表面纹理更为清晰，易辨认。
●凹陷表面基本无结构，内部可见散在的比周边黏膜的纹理稍大的腺窝状结构的部分。
●与周边的边界基本明显。

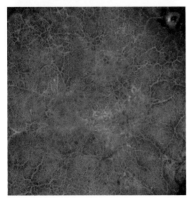

水晶紫染色后放大观察！

●水晶紫染色后表面纹理更为清晰。凹陷周边可见排列规则的腺窝状结构。
●凹陷内部有些部分结构不清晰，有些部分可见比周边黏膜更大的、不规则的腺窝状结构。

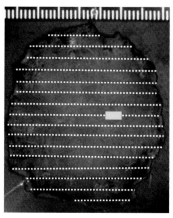
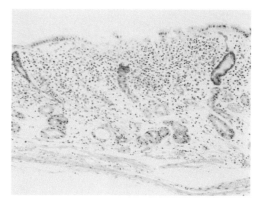

该图为凹陷部的病理图像（HE 染色）。表层可见一层没有细胞异形的腺窝上皮；腺颈部附近的黏膜固有层中可见细胞体内充满液体的细胞核偏位的嗜酸性细胞，诊断为印戒细胞癌（sig）。

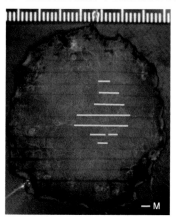

> ⭐ **最终诊断**
>
> **胃腺癌，**
> **sig，T1 (M)，ly0，v0，**
> **LM（－），VM（－），pType 0–Ⅱc，**
> **14mm × 13mm，M，Gre。**

未见癌细胞的黏膜下浸润表现，故诊断为浸润深度 M 的印戒细胞癌；病灶与凹陷一致，未见黏膜下进展的部分，切除标本中未见溃疡疤痕或其他副病灶。

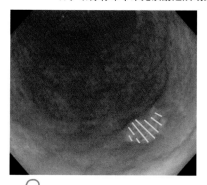
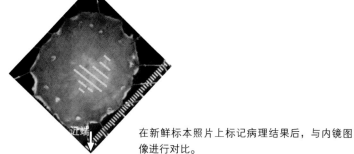

在新鲜标本照片上标记病理结果后，与内镜图像进行对比。

📎 **总结**　该病例为胃角大弯发白的凹陷型病灶，位于萎缩边界附近，常规观察下部分边界不明显。NBI 放大观察下可见表面及血管纹理的变化（表面纹理不清晰，血管网络消失），因此可术前诊断其组织学性质和浸润范围（对于未分化型黏膜内癌是否为 ESD 扩大适应证的问题，尚有不同的见解，需要进一步讨论，但在本病例中是将其作为 ESD 扩大适应证进行了治疗）。

（田中雅树）

范围较大的胃癌

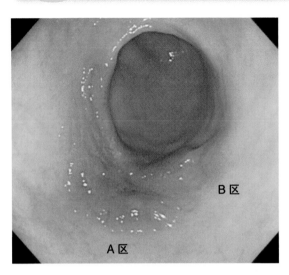

B区

A区

请注意黏膜的色彩变化!

● 胃窦大弯可见边界清晰的、发红的扁平隆起型病灶。

● 表面较为光滑。

● 色彩不均一,近端(A区)和中央发红更明显。后壁侧(B区)呈现发白的不规则凹陷。

● 范围较大的癌病灶的组织学形态为混合型的较多,故需要通过内镜表现推测其组织学形态。

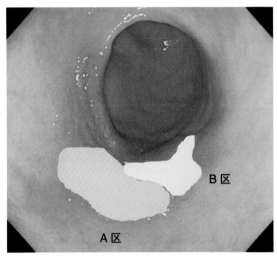

B区

A区

● 右图中蓝色部分相当于上图的A区,黄色部分则为B区。

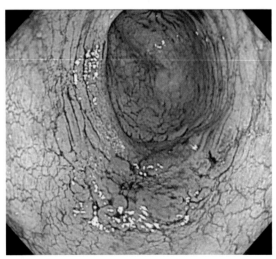

接着喷洒靛胭脂来观察诊断!

● 这是刚刚喷洒好色素后的图像,可清晰地观察表面纹理和隆起的部分。

● 病灶的表面纹理不规则,特别是近端显示较大的不规则纹理。

● 常规观察看到发白的凹陷部分(B区)显示轻度凹陷,表面黏膜纹理不规则。

● 背景黏膜呈现规则的小区纹理,与病灶部分完全不同,因此可清晰辨认其边界。

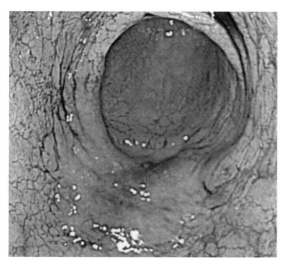

喷洒靛胭脂后放置数分钟后观察！

●喷洒色素 2~3 分钟后，病灶部分的靛胭脂会逐渐消失，使其与周边的边界更为明显。
●我们可以确定后壁侧的凹陷部分（B 区）也是病灶的一部分。

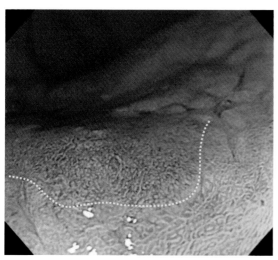

接着 NBI 放大观察病灶近端！

●为进行组织学形态的诊断，接着进行 NBI 放大观察。
● NBI 中倍放大观察病灶近端（A 区），可见其表面纹理是密度较高的腺窝状结构。血管可见粗细不同、走向不规则，血管密度较高。由此，可诊断病灶近端为高分化型腺癌（tub1）。
●周边背景黏膜呈现规则的绒毛状结构和腺窝状结构混在一起，故根据病灶表面纹理与背景黏膜的不同，可确定病灶的边界，如黄色虚线所示。

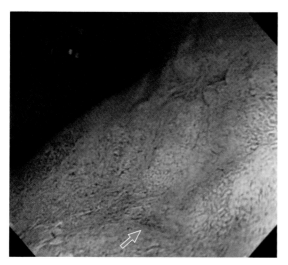

接着 NBI 放大观察病灶后壁！

● NBI 中倍放大观察病灶后壁（B 区）。
●表面纹理呈现绒毛状结构，其中一部分不清晰；血管呈现粗细不同、走向不规则，没有明显的血管网络的形成（ ➡ ）。血管密度比发红的部分要少；由此可诊断为该部分为癌。
●综上所述，内镜下诊断为胃腺癌，0- Ⅱ a+ Ⅱ c，tub1，浸润深度 M, 在 NBI 放大内镜下标记病灶边缘后，行 ESD，一次性全部切除了该病灶。

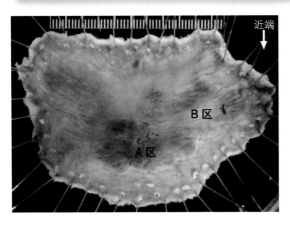

观察新鲜切除标本！

● 图的下方是病灶的近端。

● 病灶近端为明显发红的扁平隆起。远端可见发白的凹陷，该部分内镜下观察困难。

● 后壁侧（右侧）可见轻度发红的凹陷，该部内镜观察时比较明显。

● 根据凸凹及色彩的差别可明确病灶的整体范围。

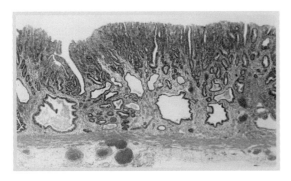

观察病灶近端的病理！

● 该图为病灶近端的发红隆起（A 区）的组织学图像（HE 染色）。

● 可见细胞核肿大的肿瘤细胞形成腺管，腺管密度高，故诊断为 tub1。

● 间质间可见较多血管，故常规内镜观察下颜色较红。

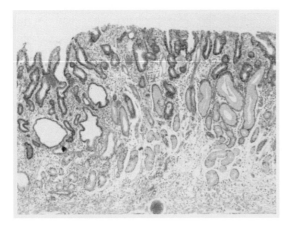

观察病灶远端的病理！

● 该图为病灶远端发白的、凹陷部分（B 区）的组织学图像（HE 染色）。

● 可见细胞核肿大的肿瘤细胞形成腺管，结构异形较小，呈双层结构，故诊断为 tub1。

● 间质间几乎未见血管，故常规内镜观察下颜色发白。

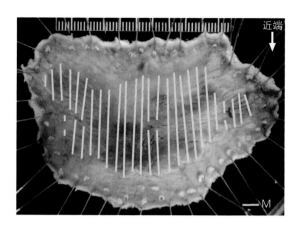

最终诊断

胃腺癌，
tub1, T1（M）, ly0, v0,
LM（-）, VM（-）,
0-Ⅱa+Ⅱc, 63mm×31mm, L, Gre。

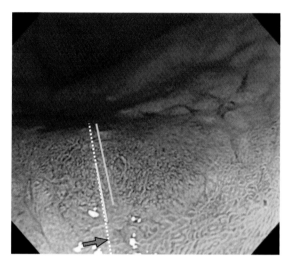

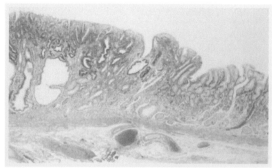

● 该图显示病灶近端的发红扁平隆起的内镜图像与病理标本的对比（白色虚线，标本切割线；黄色虚线，病理组织图像的部分；蓝线，黏膜内癌）。

● 病理图像是从 ➡ 方向看到的图像。

● NBI 放大观察，观察到的有密度高的异常血管的部位，为 tub1；间质间可见大量血管，因此颜色较发红。

总结 该病例为胃窦大弯的 0-Ⅱa+Ⅱc 病灶，常规观察由于病灶颜色不同，故疑似为混合型的癌。但 NBI 放大观察下，表面纹理与血管纹理均显示为高分化型腺癌（tub1）的表现，颜色的差别主要是由于异常血管的密度差别引起的。病理表现显示其组织学形态为 tub1，间质间血管的密度有差别，证实其为颜色不同的原因。

（高桥亚纪子）

第 III 章

胃癌 ESD 术前诊断
——鉴别诊断

该病灶的浸润深度是多少?

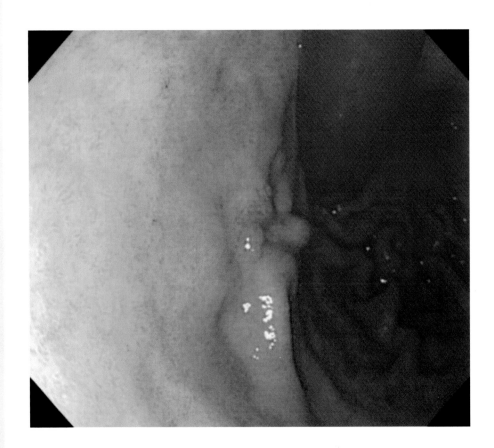

请选择:
① M(黏膜层)
② SM(黏膜下层)
③ MP(固有肌层)

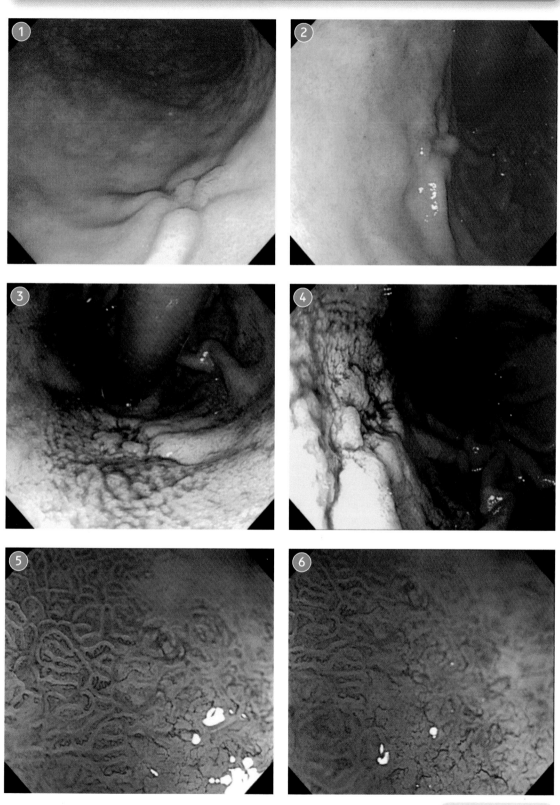

解说从下一页开始

问题 1　该病灶的浸润深度是多少？

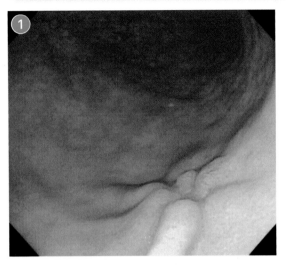

请注意皱襞集中！

● 胃体上部大弯可见伴有皱襞集中的、发红的凹陷型病灶。病灶近端的凹陷边界较为明显，但远端呈切线方向，无法看清。凹陷内部可见小结节。

● 皱襞不是向一个点集中的，而是向凹陷面集中的。皱襞头端中断于发红的凹陷处，但未见明显的皱襞增粗或融合的表现。

注意背景黏膜！

● 周边黏膜未见明显的血管纹理，故考虑其为无萎缩的胃体腺黏膜。

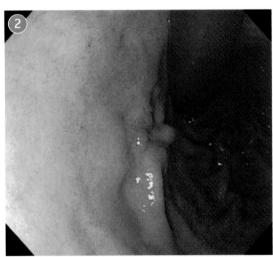

接着倒镜观察！

● 顺镜观察看不清楚的病灶远端边缘在倒镜下可以观察得较为清楚。可见发红的部分仅为病灶的一部分，整体病灶呈发白的凹陷，整体的边界不明显。

注意凹陷内部！

● 凹陷内部可见两个发红的小结节。

如何分析上述内镜表现？

● 皱襞集中的原因是由于黏膜下层的纤维化引起的，溃疡本身或癌病灶浸润均会引起黏膜下层的纤维化。该病灶未见提示黏膜下浸润的皱襞增粗或融合等表现，故考虑皱襞集中是由于溃疡疤痕引起的变化。

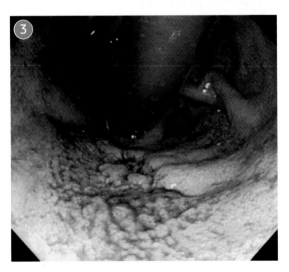

请注意边界！

● 喷洒靛胭脂后凹陷边界变得更为清晰，与常规观察下看到发白的凹陷区域基本一致，可见色素的不规则沉着。大弯皱襞的中断也更为明显。凹陷内部小结节的边缘更为清晰。

注意空气量！

● 该图中大弯的皱襞与常规观察的图像相比，更为伸展，故可知该图是空气量较多、胃壁较为伸展的状态，病灶部分的形态改变，说明伸展性较好，故可诊断其浸润深度为 M（黏膜层）。

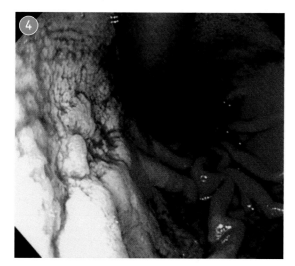

接着接近病灶观察!

● 凹陷内部显示不规则的、细沟状的纹理，其边界明显，大弯皱襞的中断也非常明显，但是未见皱襞的增粗或融合表现。

注意凹陷内部!

● 凹陷内部可见两个发红的小结节。结节的表面是光滑的，与周边的非癌部位基本是相同的高度。结节呈岛状，疑似为圣域黏膜（圣域黏膜是指癌病灶内没有被癌浸润的、残留的非癌黏膜）。

● 综上所述，该病灶是一个边界清晰的发白为主的凹陷性病灶，凹陷面内有圣域黏膜，伸展性也较好，因此可诊断其为伴有溃疡疤痕的 0-Ⅱc 型低分化型腺癌，浸润深度 M。

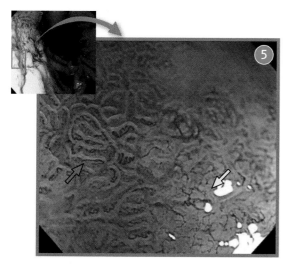

接着 NBI 放大观察病灶!

● 该图为 NBI 放大观察的病灶远端。

● ➡ 所示的图左侧显示规则的绒毛状结构，⟹ 所示的图右侧可见表面纹理不清晰，可观察到粗细不同、走向不规则的血管。

● 尽管血管密度较低，但异常血管未形成完整的血管网络，部分血管网络中间断开，故诊断为中分化型癌（tub2）。

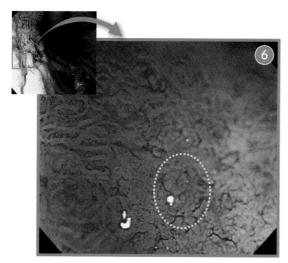

接着观察血管纹理!

● 和上述基本上相同位置的放大图像。黄虚线圈住的部分可见粗细不同、走向不规则的异常血管，异常血管未形成完整的血管网络，部分血管网络中间断开，故诊断为 tub2。

● 综上所述，内镜下诊断为大小约 15mm 的 0-Ⅱc，tub2，浸润深度 M，伴有溃疡疤痕，考虑为 ESD 的扩大适应证，行 ESD，一次性全部切除了该病灶。

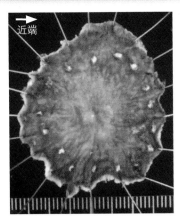
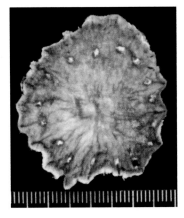

（新鲜标本：左图）图的右侧是病灶的近端。可见发白的凹陷型病灶，凹陷内部可见两个发红的小结节。

（固定标本：右图）标本被固定后病灶的边界更加明显。

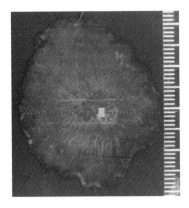
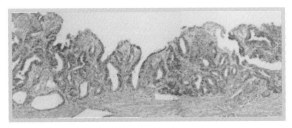

该图为病灶中央部分的病理图像（HE染色）。可见黏膜肌层的增厚及黏膜下层的重度的纤维化，具有小型的腺管，病理学上诊断为中分化型癌tub2。

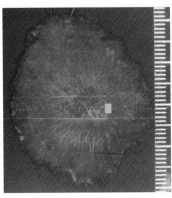
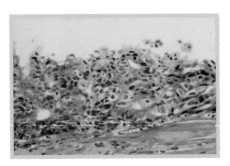

该图为病灶近端的病理图像（HE染色）。未见腺管结构，可诊断为低分化型腺癌（por）。

最终诊断

胃腺癌，tub2 > tub1 > por，T1（SM1）（150μm，tub1），ly0，v0，LM（-），VM（-），
pType 0-Ⅱc+UL-s，18mm×15mm，U，Post。

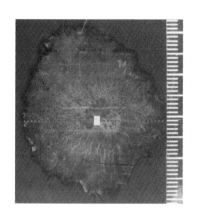

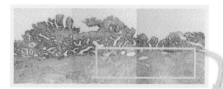

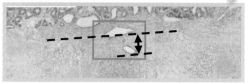

该图为病灶中央部分的病理图像（HE 染色）。黏膜下层中可见微量的黏膜下浸润。浸润部分的癌组织仍有腺管结构为高分化腺癌（tub1）。黏膜下层的浸润深度为距黏膜肌层 150 μm。

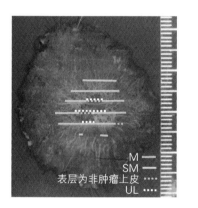

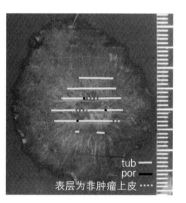

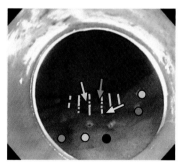

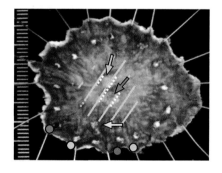

总结 该病例为胃体上部大弯后壁侧的伴有皱襞集中的 0-Ⅱc 病灶。伴有皱襞集中病灶的浸润深度诊断是比较困难的。该病灶皱襞集中的原因主要是由溃疡疤痕引起的，但也可见轻微的黏膜下浸润，但该浸润量太少，无法反映在肉眼表现上，因此术前无法诊断其浸润深度为 SM1。

答案 ▶ 浸润深度为① M（黏膜层）。

（冈本耕一）

该病灶的侧向浸润范围是怎样的?

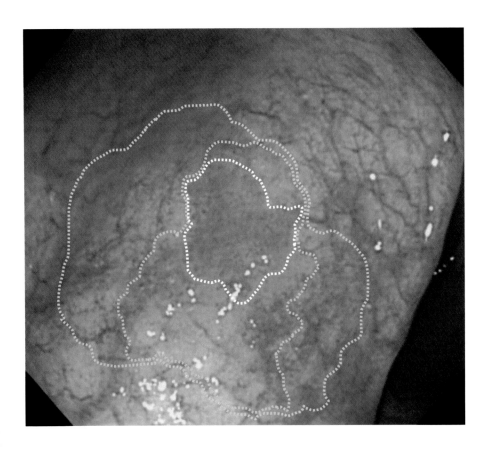

请选择:

① ⋯⋯
② ⋯⋯
③ ⋯⋯

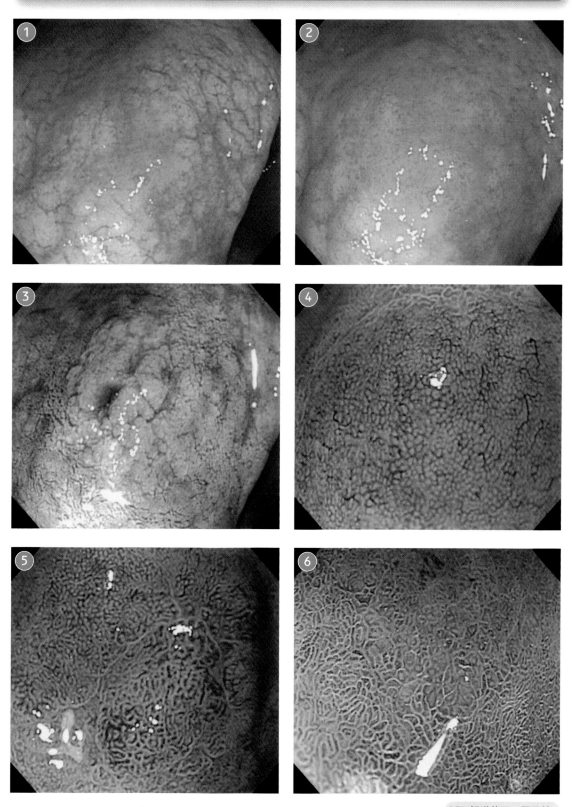

解说从下一页开始

问题 2　该病灶的侧向浸润范围是怎样的？

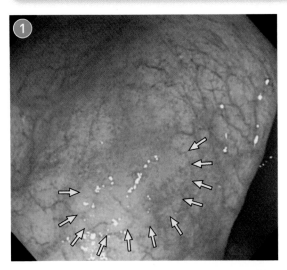

请注意血管透见消失的区域！

● 胃体下部小弯可见一发红的隆起型病灶，边界不明显。

● 仔细观察发红部分的远端侧和前壁侧都可见部分发白的血管纹理不清晰的部分（如 ⇨ 所示），但边界仍然不明显。

注意背景黏膜！

● 周边黏膜血管透见明显，故考虑其为萎缩性胃炎。

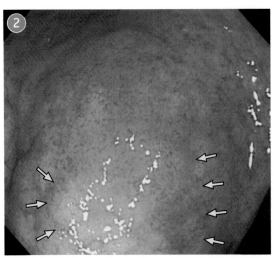

接着接近病灶观察！

● 病灶内部的颜色呈现比较均一的发红，其间可见散在的点状发红。

● 发红区域的远端侧及前壁侧可见如 ⇨ 所示的红白相间的血管透见不清晰的部分。但其边界仍然不明显。

注意反光的部分！

● 从边界不明显的发红区域开始至其前壁侧可见反光的部分，可推测该部的黏膜凹凸不平，故引起反光。

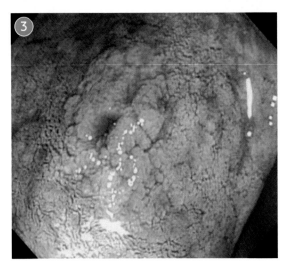

注意表面纹理！

● 喷洒靛胭脂后，血管透见不清晰的区域色素不附着，可见粗大的、大小不一的小区纹理。喷洒色素后边界变得较明显，但远端侧仍然不能确认边界。

● 从常规内镜及色素观察中，可见病灶为边界较明显的、发红为主的隆起型病灶，故可诊断为 0-Ⅱa，高分化型腺癌（tub1），浸润深度 M。但病灶的侧向浸润范围（①还是②）难以诊断。

接着怎么办？

● 为了更详细地观察和诊断，接着进行 NBI 放大观察。

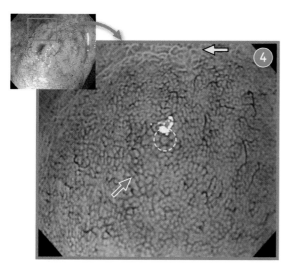

注意表面纹理！

●病灶近端的 NBI 放大观察图像。

●⇨所示的图上侧显示规则的绒毛状结构和腺窝状结构，➡所示的图中央可见密度高的腺窝状结构，可见血管网络，两者间有明显边界，可诊断为 tub1。

注意腺窝状结构！

●腺窝状结构是由环绕着白色区域的茶色小圈组成的，仔细观察白色区域可见其中央有一小黑点，大家看到的黄色虚线所示部位的就是腺窝本身。

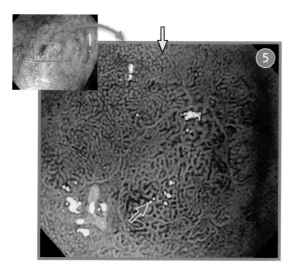

接着注意病灶中央！

●病灶中央的 NBI 放大观察图像。

●⇨所示的图上方为密度高的腺窝状结构，➡所示的图中央及下侧逐渐变成绒毛状结构。

●绒毛状结构大小不同，且密度高，可诊断为 tub1。

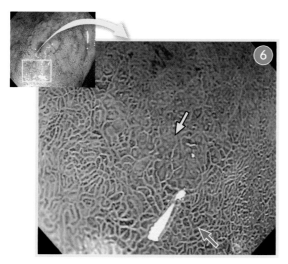

接着观察病灶远端和前壁侧！

●病灶远端和前壁侧的 NBI 放大观察图像。

●➡所示图的下侧为规则的绒毛状结构，⇨所示图的中央至上侧为不规则的绒毛状结构，且每一个绒毛的边缘都变得不清晰，可诊断这部分也是癌。

●综上所述，NBI 放大内镜下诊断病灶的侧向浸润范围为②。

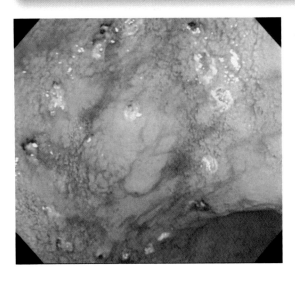

内镜下进行病灶的标记!

● 通过 NBI 放大观察确定病灶的边界,在其外侧进行了标记。左图是刚完成全周标记后的内镜图片。
● NBI 放大观察诊断的病灶范围,与靛胭脂不能附着的区域基本一致。

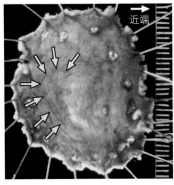 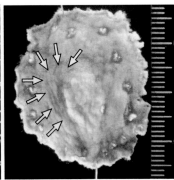 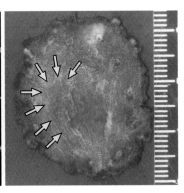

(新鲜标本:左图)图的右侧是病灶的近端。中央可见发白和发红混合的隆起型病灶,其远端侧可见发红和发白混合的区域,边界不明显(⇨)。
(固定标本:中图)标本被固定后⇨所示的病灶部分边界更加明显。
(水晶紫染色标本:右图)水晶紫染色后表面纹理变得更加清晰。

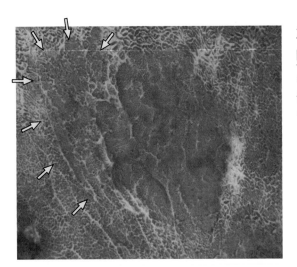

水晶紫染色标本的高倍放大图像与 NBI 的图像很相似!

● 病灶周边黏膜显示规则的绒毛状结构,⇨所示部位绒毛的轮廓不清晰。
● 与 NBI 放大内镜图像相似。

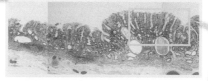

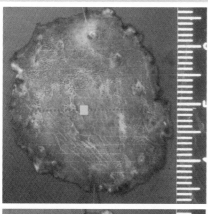

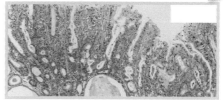

该图为病灶中央部分的病理图像（HE 染色）。可见细胞核肿大及假复层变化，但仍具有腺管结构，诊断为高分化型腺癌 tub1。

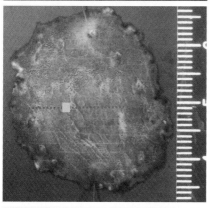

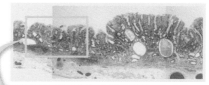

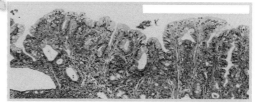

该图为病灶远端的病理图像（HE 染色）。可见细胞核肿大及假复层变化，但仍具有腺管结构，诊断为高分化型腺癌 tub1。

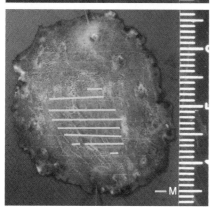

最终诊断

胃腺癌，
tub1 > tub2, T1 (M), 1y0, v0,
LM (–), VM (–), pType 0– Ⅱ a,
15mm × 9mm, M, Ant。

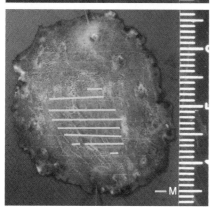

总结　该病例为胃体下部小弯发白和发红混合的边界不明显的 0–Ⅱa 病灶。常规观察及色素观察其远端及前壁侧的边界均不明显，NBI 放大观察中边界变得明显，病灶远端及前壁侧可见不规则的绒毛状结构，故可诊断为高分化型腺癌（tub1）。

答案　侧向浸润范围为②。

（冈本耕一）

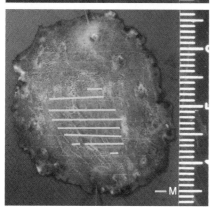

第Ⅲ章　胃癌 ESD 术前诊断——鉴别诊断

该病灶的组织学形态是什么？

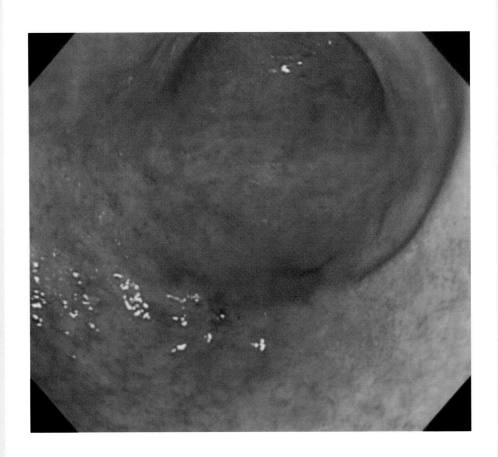

请选择：
①高分化型腺癌（tub1）
②中分化型腺癌（tub2）
③低分化型腺癌（por）

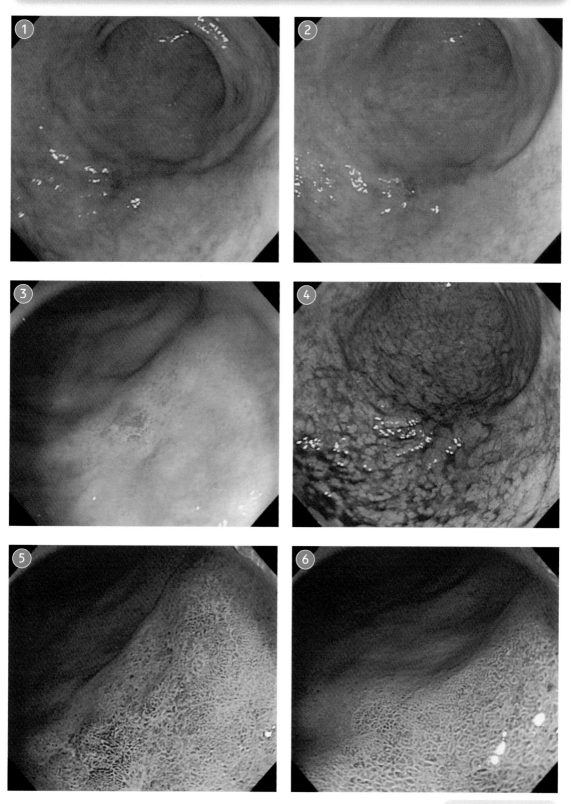

☞ 解说从下一页开始

问题 3　该病灶的组织学形态是什么？

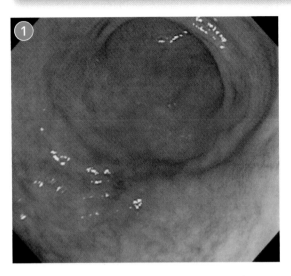

请注意发红的部分！

● 胃窦大弯可见轻度发红的凹陷型病灶，其边界不明显。
● 空气量少的时候，该部分看起来是稍稍增厚的。

注意有无黏膜集中！

● 可见有黏膜集中至轻度发红的隆起，但未见黏膜的头端增粗或融合等表现。
● 因此判断其为并发溃疡疤痕的病例。

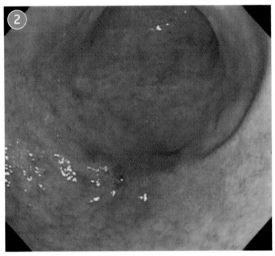

充气后观察！

● 充气使空气量增多后观察，可见背景黏膜红白相间，可诊断为萎缩性胃炎。
● 空气量较多时，病灶变得平坦，不再有增厚的表现，可诊断为较浅的凹陷型病灶。
● 轻度发红的中央可见一较红的小隆起，周边黏膜均向该隆起集中。

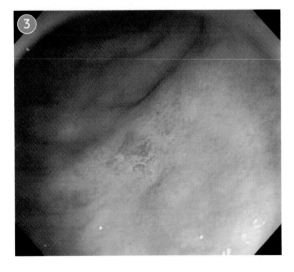

接着接近病灶观察！

● 接近后可见病灶的色彩不是均一的，而是发红和发白混合的。
● 由于上述原因且病灶边界不明显，需要排除低分化型腺癌，此时鉴别诊断使用 NBI 放大观察非常有用。

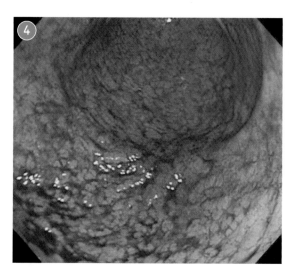

喷洒靛胭脂后观察！

● 喷洒靛胭脂后，病灶处显示粗大的不规则小区样纹理，周边黏膜显示规则的小区纹理。

● 但病灶边界不明显。同时可见黏膜向一点集中。

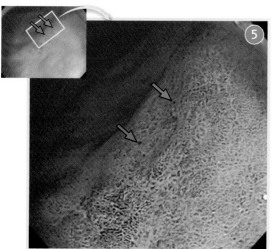

接着 NBI 放大观察病灶！①

● 背景黏膜显示规则的腺窝与绒毛状结构混合在一起。两张图片中的 ➡ ➡ 显示相同的部位。

● 常规内镜表现需鉴别低分化型腺癌，但在 NBI 放大观察下可见发白的部分中也有大小不同的绒毛状结构，故可诊断该部位为分化型腺癌。

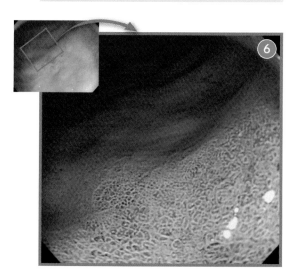

接着 NBI 放大观察病灶！②

● 病灶远端的图像。

● 背景黏膜为微细的绒毛状结构，病灶内部显示大小不同的绒毛及不规则的腺窝，根据两者的差异，就可确认病灶的边界。

与切除标本进行对比！

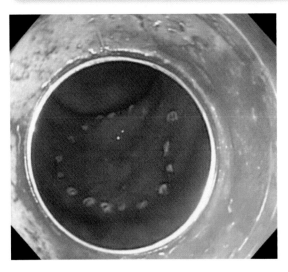

内镜下进行病灶的标记！

● 通过 NBI 放大观察确定病灶的边界，在其外侧 3mm 处，利用钩刀背侧进行了标记。

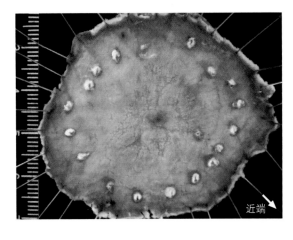

注意颜色与表面的纹理！

● 这是新鲜切除标本。
● 切除标本的中心可见较浅的凹陷型病灶，其内部可见多发的、平坦的发红隆起。凹陷的中央可见发红的小颗粒。
● 发红的小颗粒部分在内镜下相当于黏膜集中的部分，但在新鲜切除标本上看不到明显的黏膜集中。

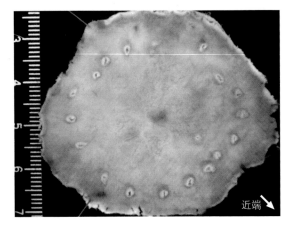

在固定标本上继续观察表面纹理！

● 这是福尔马林固定后的切除标本。
● 福尔马林固定后病灶的边界仍然不明显。

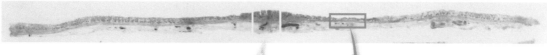

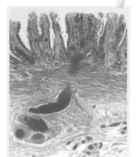

该图为病灶中央部分发红隆起部分的病理图像（HE染色）。可见结构异形和细胞核异形，诊断为分化型腺癌。黏膜肌层纹理紊乱且增厚，可诊断为溃疡疤痕（UL-IIs），未见黏膜下层浸润。

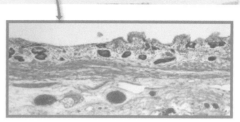

该图为常规内镜下的发白凹陷部分的病理图像（HE染色）。腺管密度低，但仍有结构异形和细胞核异形，故诊断为分化型腺癌。

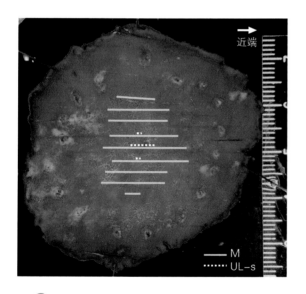

近端

—— M
······ UL-s

⭐ 最终诊断

胃腺癌，
tub1，T1（M），1y0，v0，UL-IIs，
LM（-），VM（-），pType 0-IIc+IIa，
22mm×18mm，L，Gre。

总结 该病例在常规观察下色彩不均匀，边界不明显，故需要与低分化型腺癌鉴别。但NBI放大观察可见病灶内部显示不规则的绒毛状结构，可确定病灶的边界，故诊断为高分化型腺癌（tub1）。常规内镜下病灶边界不明显是由于病灶过于平坦引起的。同时放大内镜下边界仍不明显是由于背景黏膜和病灶都呈现绒毛状结构，所以不易区别。病理亦显示的肿瘤和非肿瘤之间几乎没有高度差，边界也不明显。

最终诊断为伴有溃疡疤痕的分化型癌，浸润深度M，大小约22mm，是ESD扩大适应证，所以进行了ESD治疗。

答案 ➤ 病理组织学形态为①高分化型腺癌（tub1）。

（北村阳子）

该病灶是伴有溃疡的胃癌，溃疡的深度是多少？

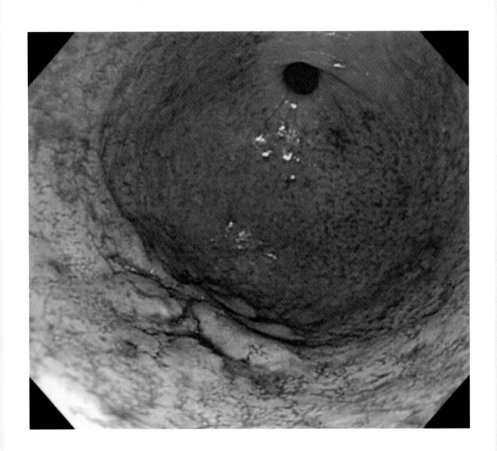

请选择：
① UL-Is
② UL-IIs
③ UL-IIIs
④ UL-IVs

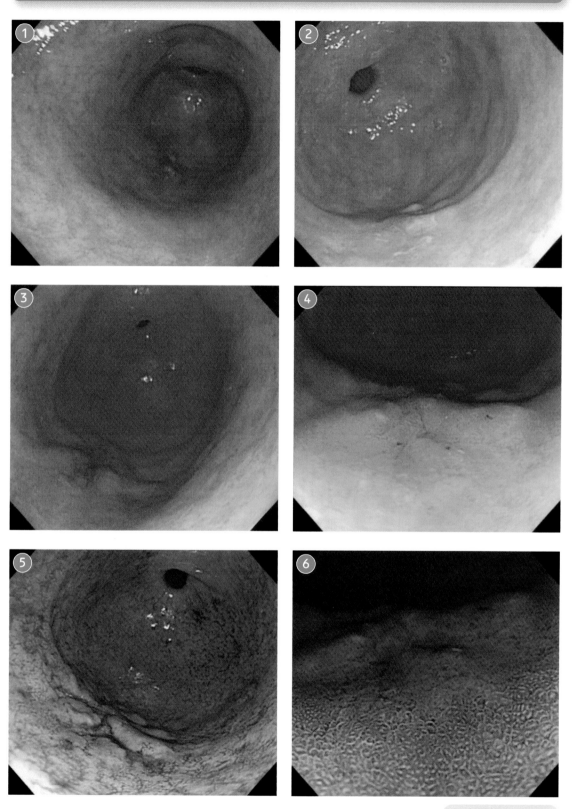

☞ 解说从下一页开始

问题 4　该病灶是伴有溃疡的胃癌，溃疡的深度是多少？

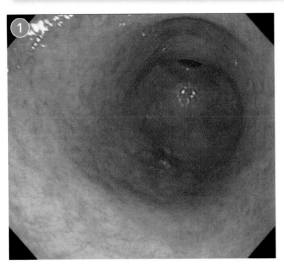

请注意轻微的发红!

- 这是空气量较多时的内镜图像。
- 背景胃黏膜红白相间,可见斑状黏膜充血,诊断为萎缩性胃炎。
- 胃窦大弯可见轻微发红的隆起,边界不清晰。高度差别不明显的病灶在空气量过多、病灶被伸展的情况下,边界会变得不清晰。因此接下来需要接近病灶观察,或减少空气量进行观察。

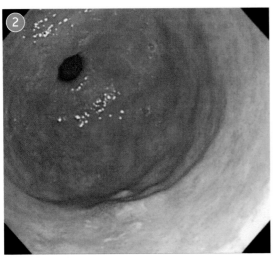

接着接近病灶观察!

- 可见边界不清晰的发红,以及向发红靠近的平滑的黏膜集中。
- 未见提示癌黏膜下浸润的皱襞增粗或融合,故考虑其为并发溃疡疤痕。

要点!

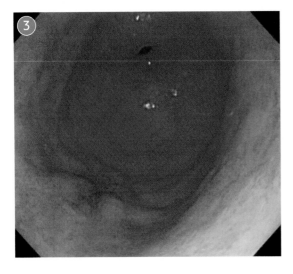

减少空气量进行观察!

- 减少空气量后,可见朝向一个点的黏膜集中。
- 以黏膜集中部分为中心可见淡淡的发红,但常规观察下边界不明显。
- 因黏膜集中朝向一个点,故可诊断溃疡疤痕的深度为UL-IIs。

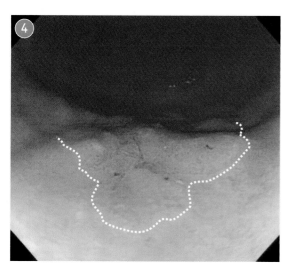

注意表面纹理的差别！

● 白虚线的外侧较平坦，白虚线内部为病灶内部，可见凹凸不平的黏膜。

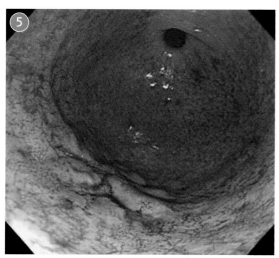

喷洒靛胭脂后观察表面纹理！

● 喷洒靛胭脂后，背景黏膜可见色素沉积在细小的沟内。
● 沉积在黏膜集中的沟内的色素是平滑地向一个点集中的。
● 病灶处色素不沉积，可基本辨认其边界。

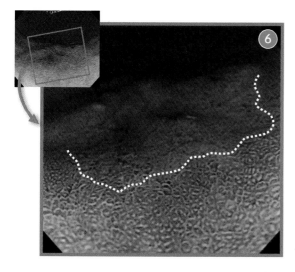

接着 NBI 放大观察病灶！

● 中倍放大观察病灶近端的边界。
● 背景黏膜为圆形规则的腺窝状结构和规则的绒毛状结构混在一起，但以虚线为边界，其远端显示不规则的绒毛及不规则的腺窝状结构。

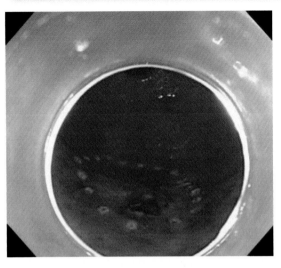

内镜下进行病灶的标记！

● 通过 NBI 放大观察确定病灶的边界，在其外侧 3mm 处进行了标记。左图是刚完成全周标记后的内镜图片。

● 常规内镜下边界不明显的病灶，在 NBI 放大观察下也能确认边界，进行标记。

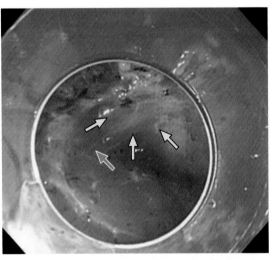

注意确认黏膜下层纤维化的程度！

● 黏膜下层可见发白的浑浊纤维（⇨），与固有肌层之间可见少许透明的黏膜下层（➡），因此可诊断溃疡疤痕的深度是 UL-IIs。

● 剥离黏膜下层时，为防止切到病灶本身，需要在这些仅存的少量透明的黏膜下层中进行剥离。

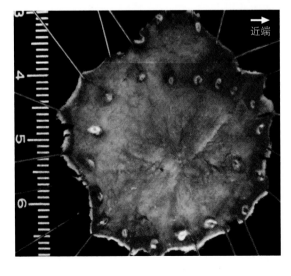

近端

注意颜色！

● 图的右侧是近端。病灶中央可见较低的发红隆起，以发红部位为中心可见黏膜的集中。

● 病灶呈淡淡的发红，边界较明显。

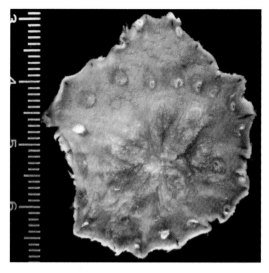

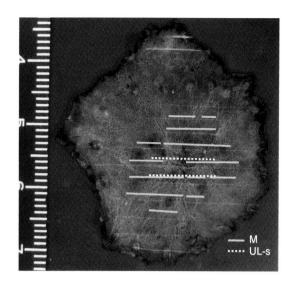

——— M
---- UL-s

福尔马林固定后表面纹理更加清晰

●周边为圆形规则的腺窝和规则的绒毛，病灶内部可见腺窝和绒毛混在一起，均可见大小不同及形态不规则。与新鲜切除标本相比，表面纹理更为清晰，边界也更容易辨认。

病灶中央溃疡部分的病理图像

●病灶中心的黏膜下层纹理紊乱且增厚，故诊断为溃疡疤痕（UL-IIs）。在所有的切片上均未见癌组织浸润至黏膜下层。

●结构异形较明显，但仍有腺管形成，故诊断为分化型癌。

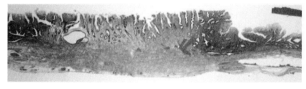

最终诊断

胃腺癌，tub1，T1（M），ly0，v0，UL-IIs，LM（-），VM（-），pType 0-IIa，19mm×19mm，L，Gre。

总结 常规观察及色素观察均可见黏膜集中，黏膜集中的原因是黏膜下层的纤维化。纤维化的原因有两个：第一是癌组织浸润至黏膜下层引起的，第二是溃疡疤痕引起的。在决定治疗方法时鉴别这两种原因非常重要。该病例的黏膜集中是向一个方向的，其头端也比较光滑，未见融合或增粗等表现，所以考虑为伴有溃疡疤痕的分化型黏膜内癌，为扩大适应证的病灶。UL-IIs 的黏膜集中是向一点的，而 UL-IIIs 的黏膜集中是向一个面的，据此可在术前诊断溃疡疤痕的深度。

答案 溃疡的深度为② UL-IIs。

（北村阳子）

该病灶的侧向浸润范围是怎样的？

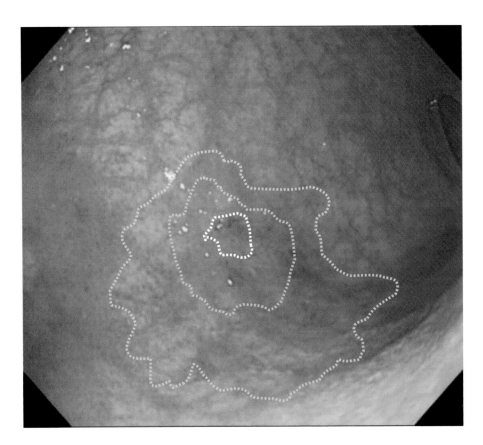

请选择：

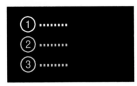

① ·······
② ·······
③ ·······

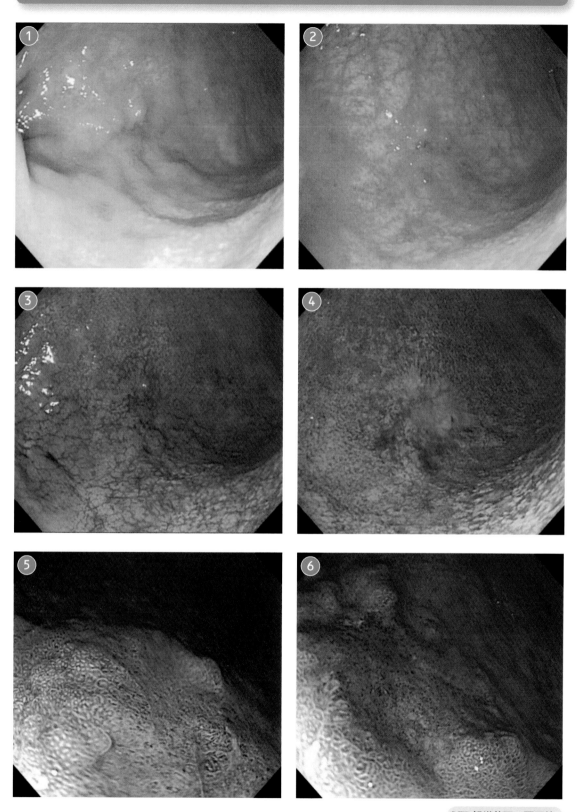

☞ 解说从下一页开始

问题 5　该病灶的侧向浸润范围是怎样的？

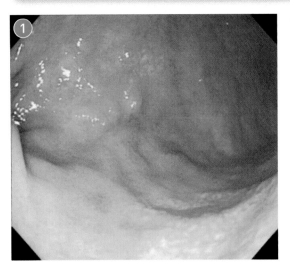

请注意发红的部分!

● 胃窦大弯可见轻度发红的凹陷型病灶,其边界不明显。

注意有无黏膜集中!

● 病灶中央靠近前壁方向可见一轻微发红的小隆起,可见有皱襞集中至该轻度发红的小隆起,判断其为并发溃疡疤痕的病例。

● 未见皱襞的头端增粗或融合等表现。

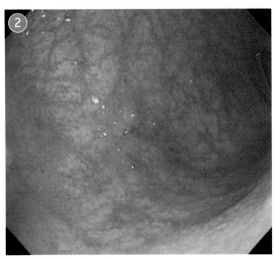

充气后观察!

● 充气使空气量增多后观察。

● 背景黏膜:背景黏膜血管透见亢进,皱襞消失,可诊断其为萎缩性胃炎。

● 病灶:可见该部血管透见消失,有明显的区域性,但边界不明显,病灶自身没有黏膜增厚的表现。空气量较多时,黏膜集中变得不明显,可诊断为 UL-IIs 以内较浅的溃疡疤痕。

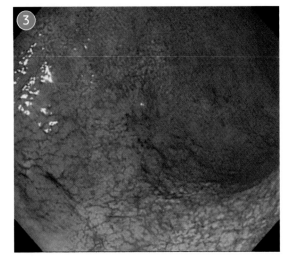

喷洒靛胭脂后观察!

● 喷洒靛胭脂后可见不规则的凹陷型病灶。

● 凹陷的远端边界不明显。

● 凹陷周边隆起的外侧边界也不明显,同时边缘隆起的表面的小区纹理与周边黏膜纹理相似,没有边界,故可诊断为边缘的隆起是反应性的炎性隆起。

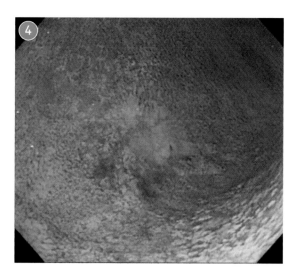

喷洒 AIM 后观察！

●喷洒 1.5% 的醋酸和靛胭脂的混合溶液（acetic acid–indigocarmine mixture）数分钟后的图像。
●判断为肿瘤的凹陷部分上 AIM 不滞留，比靛胭脂染色更清晰地看到边界。

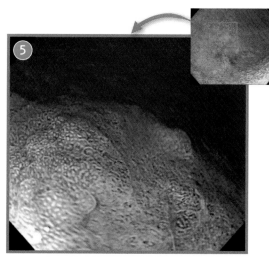

接着 NBI 放大观察病灶！①

●背景黏膜显示圆形的规则腺窝。
●凹陷内部为大小不同的不规则绒毛状结构，一部分纹理不清晰。
●通过 NBI 放大可根据表面纹理的差异进行边界的诊断。因为是低倍放大所以观察不到血管纹理，但因为是绒毛状结构，所以可诊断其为分化型腺癌。

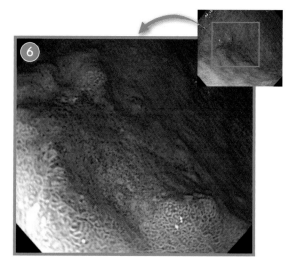

接着 NBI 放大观察病灶！②

●病灶近端的图像。
●背景黏膜为规则的绒毛状结构，凹陷内部呈现不规则、密度高的绒毛状结构，两者有明显差异，可确定其边界。

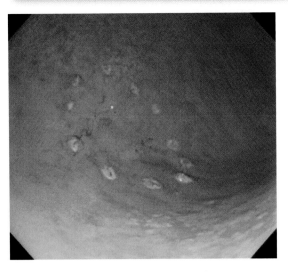

内镜下进行病灶的标记！

●通过 NBI 放大观察确定病灶的边界，在其外侧 3mm 处，利用钩刀背侧进行了标记。

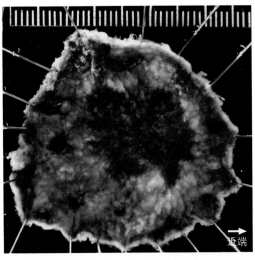

注意颜色与表面的纹理！

●这是新鲜切除标本。图的右侧是近端。
●切除标本的中心可见边界明显发红的凹陷型病灶。
●发红凹陷的中心可见极轻度的黏膜集中。

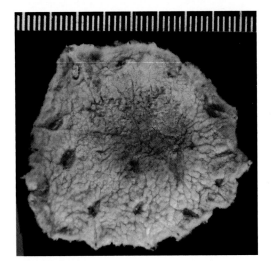

在固定标本上继续观察表面纹理！

●这是福尔马林固定后的切除标本。
●与周边的小区纹理相比，病灶的表面纹理密度更高且不规则。

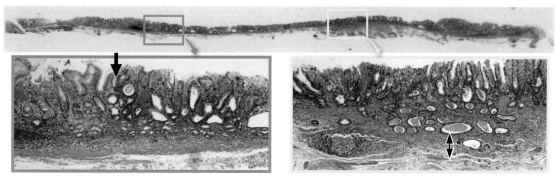

病理可见结构异形，诊断为分化型腺癌。➡ 所示部位是边界，可见与正常黏膜几乎没有高低差，所以在常规观察下无法清楚地辨认边界。

该图为常规内镜下的轻微发红小隆起部分的病理图像（HE 染色）。癌腺管浸润至黏膜肌层及黏膜下层。但其浸润宽度极窄，常规检查下无法看出其有黏膜下浸润。

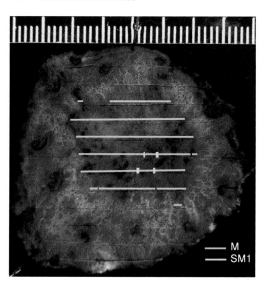

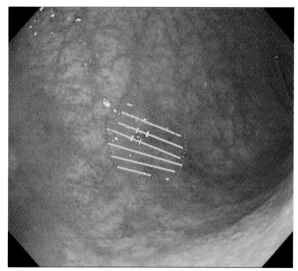

在内镜图片上进行了标记。可见于癌的范围与血管透见消失的凹陷部分基本一致。

最终诊断

胃腺癌，tub1，T1（SM1），1y0，v0，LM（−），VM（−），pType 0−Ⅱc，24mm×20mm，L，Gre。

总结　病灶边界不清是由于肿瘤和非肿瘤之间几乎没有高度差造成的。但因为癌腺管的密度高且结构异形明显，故在 NBI 放大观察下可辨认病灶的边界。该病例黏膜下层的浸润宽度极窄，所以无法在术前诊断其黏膜下浸润。最终诊断为高分化型腺癌（tub1），浸润深度 SM，大小约 24mm，是 ESD 扩大适应证，所以进行了 ESD 治疗。

- -

答案　　　侧向浸润范围为②。

（北村阳子）

该病灶是癌还是腺瘤？

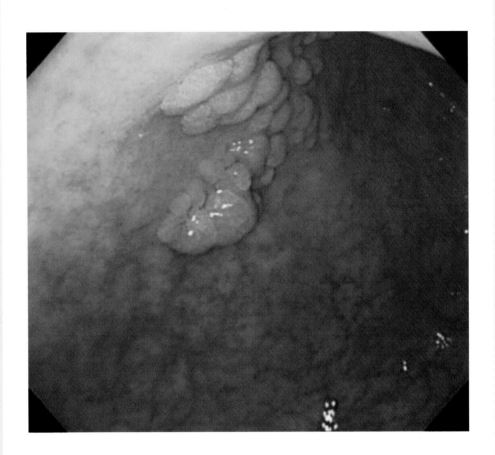

请选择：
①高分化型腺癌
②中分化型腺癌
③腺瘤

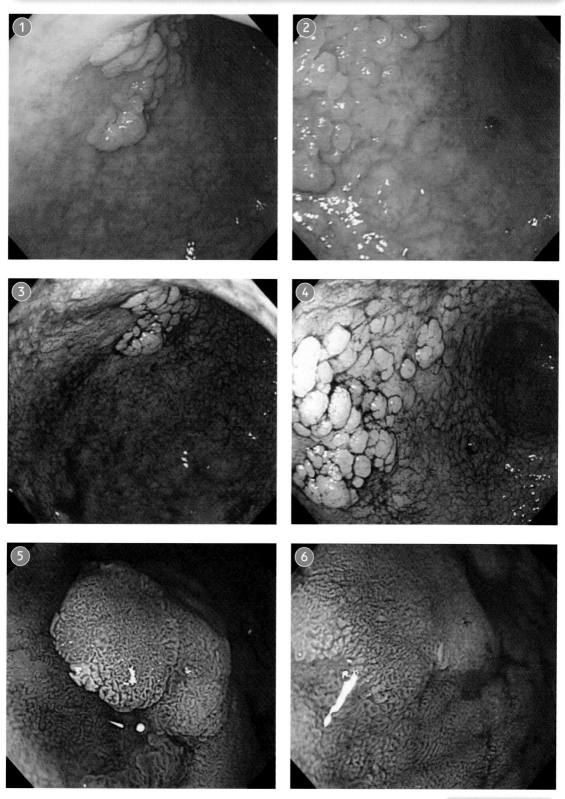

☞ 解说从下一页开始

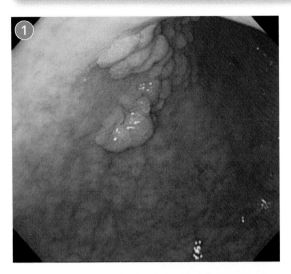

请注意血管透见！

● 背景黏膜血管透见性增加，皱襞消失，可诊断为高度的萎缩性胃炎。

● 胃体下部前壁可见发白的隆起型病灶。隆起是由多发的、大小不同的结节组成。当隆起是发白的时候，需要鉴别其为腺瘤还是高分化型腺癌。尽管颜色发白，但每个结节大小不同，且形态不规则，故考虑其为高分化型腺癌（tub1），而非腺瘤。

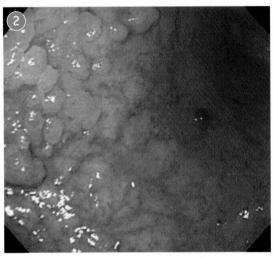

进镜观察病灶远端的进展范围！

● 病灶从胃体下部一直延续至胃窦前壁，呈现不规则的隆起集中在一起。

● 大弯至远端部分的隆起较为平坦，且边界不明显。

● 每个结节之间的平坦部分也看不到血管，故考虑这些部分可能有 0-IIb 存在。

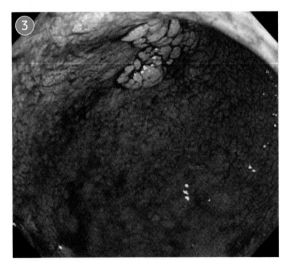

喷洒靛胭脂后观察！

● 喷洒靛胭脂后，表面纹理的差异及高度的差异均变得更为清晰。

● 该病灶的隆起边界也变得明显，结节的大小不同更为显著。

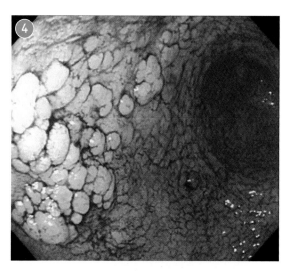

观察病灶远端！

●喷洒靛胭脂后，远端的隆起也变得更加明显，隆起大小不同，每一个隆起形态均不规则。
●但是病灶大弯至远端侧的边界不明显。

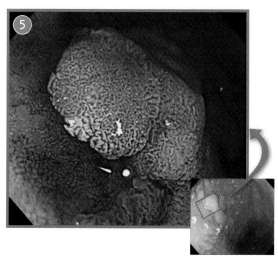

接着 NBI 放大观察病灶！①

●背景黏膜显示圆形的规则腺窝。
●隆起部分为密度较高的、大小不同的不规则绒毛状结构。边界明显，考虑其为分化型腺癌。

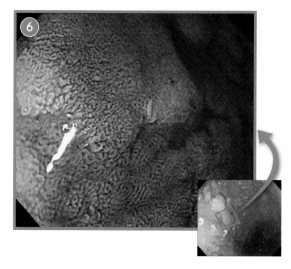

接着 NBI 放大观察病灶！②

●病灶大弯远端的图像。
●隆起的高度在病灶边缘变得很低，与背景黏膜的差别变得不明显。
●但是背景黏膜显示为规则的绒毛状结构，而病灶内部为密度较高的、大小不同的不规则绒毛状结构，在 NBI 放大观察下可确认其边界。

内镜下进行病灶的标记！

●通过 NBI 放大观察确定病灶的边界，在其外侧 3mm 处，利用钩刀背侧进行了标记。

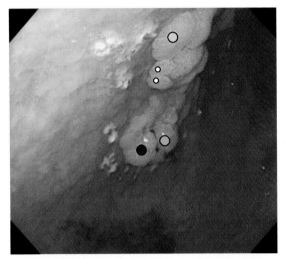 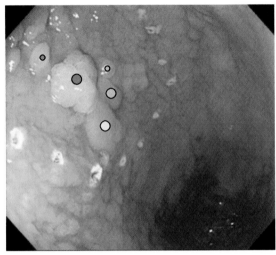

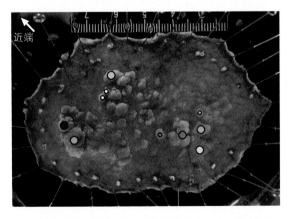

观察新鲜标本！

●由于病灶较大，无法在内镜下把整体病灶拍摄在一张照片上。新鲜标本上的记号分别对应上两张内镜图片。
●可见大小不同的结节广泛分布在标本上，隆起间的平坦部分与周边没有高低差别，病灶整体的边界不明显。

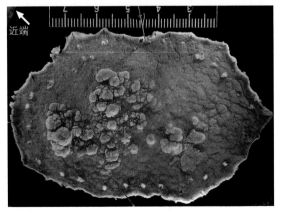

在固定标本上继续观察表面纹理！

●这是福尔马林固定后的切除标本。
●隆起大小不同很显著，故考虑为分化型腺癌。
●福尔马林固定后的病灶边界仍然不明显。

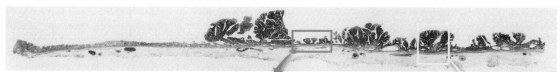

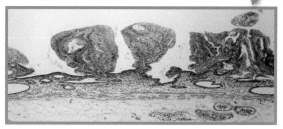

这是隆起之间平坦部分的病理图像。平坦部分也诊断为tub1。

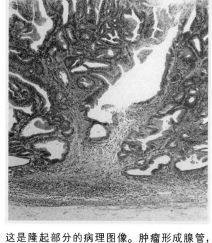

这是隆起部分的病理图像。肿瘤形成腺管，诊断为tub1。黏膜肌层未被破坏，故浸润深度为 M。

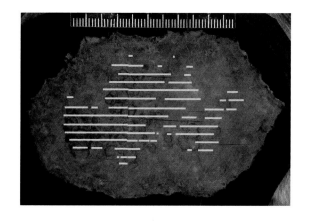

最终诊断

胃腺癌，tub1，T1（M），1y0，v0，LM（–），VM（–），pType 0–Ⅱa+Ⅱb，59mm×35mm，L，Ant。

总结　虽然该病灶颜色发白，但结节的大小不同及不规则的形态极为明显，故在常规观察下也可诊断为高分化型腺癌（tub1）。NBI 放大观察下可见不规则的绒毛状结构，这也是诊断为癌的依据。该病例中，由于病灶较大无法在一张照片上看到全貌，且隆起较明显，故很容易漏诊 0–Ⅱb 侧向浸润。0–Ⅱb 的浸润范围在常规观察及使用色素后均不明显。通过 NBI 放大观察后，根据绒毛形态的差异，确定了 0–Ⅱb 侧向浸润的边界。

答案　　①高分化型腺癌。

（北村阳子）

该病灶的侧向浸润范围是怎样的？

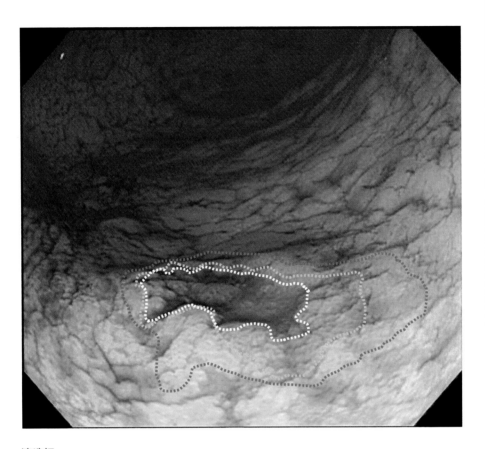

请选择：

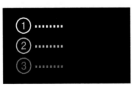

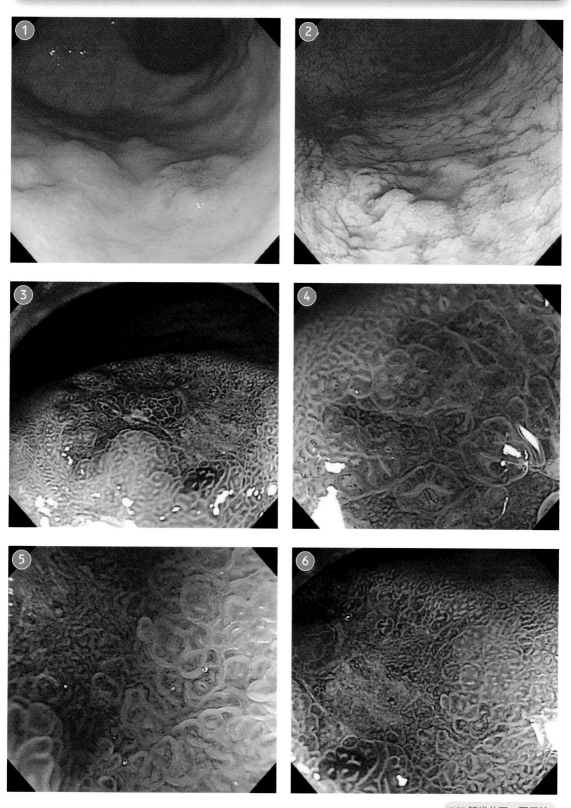

解说从下一页开始

问题 7　该病灶的侧向浸润范围是怎样的？

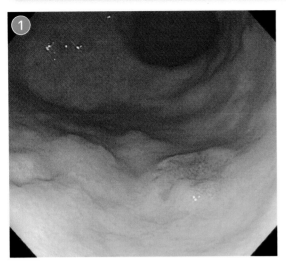

请注意凹陷和颜色！

● 胃窦大弯可见伴有边缘隆起的、发红的凹陷型病灶，根据颜色的差异及明显的凹陷，可判断其边界是明显的。

● 凹陷的边缘为不规则的锯齿状，呈虫咬样边缘。

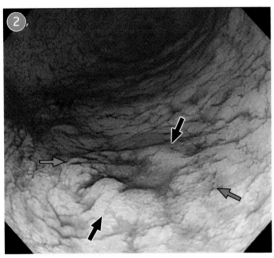

喷洒靛胭脂后观察！

● 喷洒靛胭脂后，凹陷显得比常规观察更为明显。凹陷周边显示规则的胃小区纹理，凹陷部分未见小区纹理，可见粗大的颗粒样隆起，以及细微颗粒样隆起。但未见明显的深凹陷或明显的较高隆起。

● 凹陷的边缘可见凹陷向外突出，呈不规则的锯齿状，可见虫咬样边缘。

● 边缘隆起的 ➡ 所示部分是较光滑的，➡ 的部分呈颗粒状，➡ 的部位的黏膜呈细微颗粒状，边缘隆起在这个部位不明显。

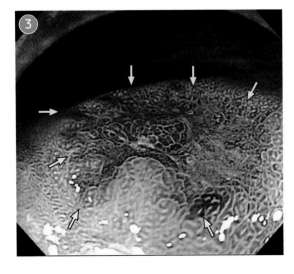

接着 NBI 放大观察病灶！

● NBI 中倍放大图像。

● 背景黏膜显示规则的腺窝状结构和绒毛状结构，凹陷部分为大小不同的不规则绒毛状结构和腺窝状结构，比周边颜色更呈褐色。

● 根据表面纹理和色彩的差异，除了照片右下方以外，其他位置均如 ➡ 所示可基本判定其边界。

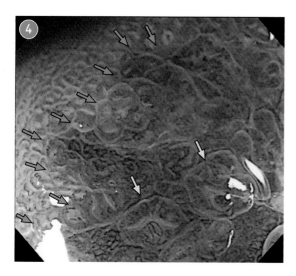

NBI 放大观察凹陷的远端边缘！

● 病灶远端的凹陷边缘的 NBI 放大图像。

● 背景黏膜显示规则的腺窝状结构和绒毛状结构。

● 凹陷部分为大小不同的不规则绒毛状结构，可见绒毛的融合（⇨）。

● 表面纹理的差异非常明显，⇨ 为病灶的边界。

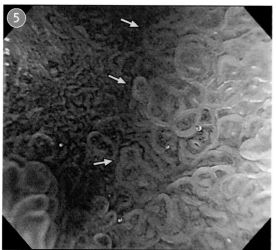

接着 NBI 放大观察凹陷的近端部分！

● 凹陷近端的 NBI 放大图像。

● 凹陷底部可见大小不同的不规则绒毛状结构。血管的粗细不同不太明显，但走向不规则。部分可见血管网络的形成，但其所占病灶的面积较小。

● ⇨ 的右侧为凹陷的外侧，这部分的绒毛亦可见大小不同，轻度形态不规则，以及融合，因此也需怀疑该部为上皮性肿瘤，所以需要继续放大观察更外侧的黏膜，以确定病灶真正的边界。

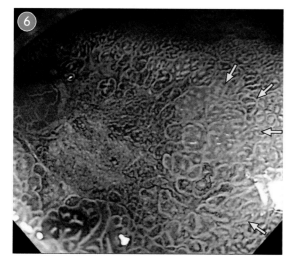

接着 NBI 放大观察病灶的近端部分！

● 病灶近端的 NBI 放大图像。

● 凹陷的外侧黏膜也可见大小不同的不规则绒毛状结构和腺窝状结构，可见绒毛的融合。而 ⇨ 所示部位外侧的背景黏膜纹理非常规则，根据纹理的差异，可判断黄箭头所示部位为病灶的边界。

● 综上所述，内镜下诊断为胃腺癌，0–Ⅱc+Ⅱb，高分化型腺癌（tub1），浸润深度 M。

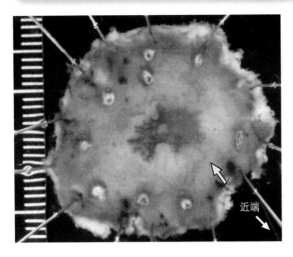

观察新鲜切除标本！

● 凹陷底部发红明显，可见大小不同的不规则颗粒。根据凹陷的边缘及颜色差异可确定病灶的边界。

● ⇨ 所示的凹陷向外延伸的部分与周边背景黏膜相比稍微发黄，但其范围极难确定。

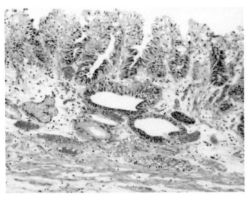

凹陷型病灶的凹陷部分的病理图像（HE 染色）。可见细胞核异形和结构异形，诊断为分化型腺癌。

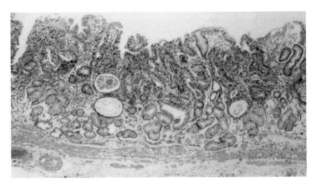

IIb 部分的病理图像（HE 染色）。可见细胞核异形和结构异形，诊断为分化型腺癌。

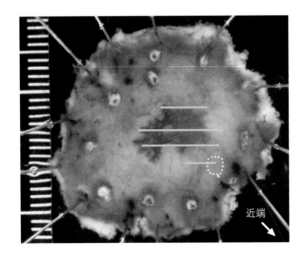

最终诊断

胃腺癌，
tub1 > tub2，T1（M），1y0，v0，
LM（−），VM（−），pType 0−Ⅱc，
12mm×8mm，L，Gre。

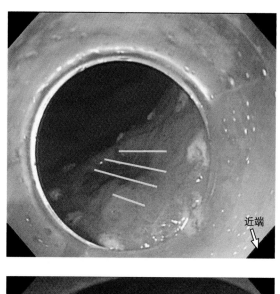
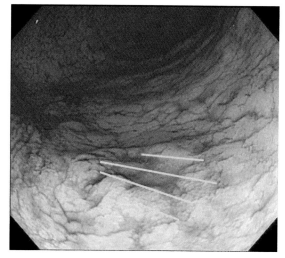

近端

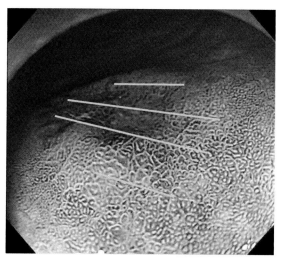
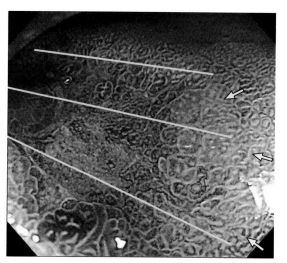

与内镜图像进行对比！

●将常规内镜、色素、NBI 放大图像进行了对比。病灶的边界除近端以外都与凹陷的边缘基本一致，在近端可见癌组织越过凹陷边缘向外延伸，为Ⅱb 型的进展。常规观察下无法看到Ⅱb 型进展部分，喷洒色素后该部位显示为细微的颗粒状黏膜，但边界无法确定。NBI 放大观察下该部位显示大小不同的不规则绒毛状结构和腺窝状结构，和周边存在明显差异，因此可确定其边界。

> **总结** 根据颜色和纹理的差异可确定凹陷部分的边界，但近端的凹陷向外延伸的Ⅱb 型进展的部分，如果没有 NBI 放大观察就很难确定其范围。NBI 放大观察在诊断Ⅱb 型进展的范围时非常有用。

答案 侧向浸润范围为②。

（船川庆太）

该病灶的侧向浸润范围是怎样的?

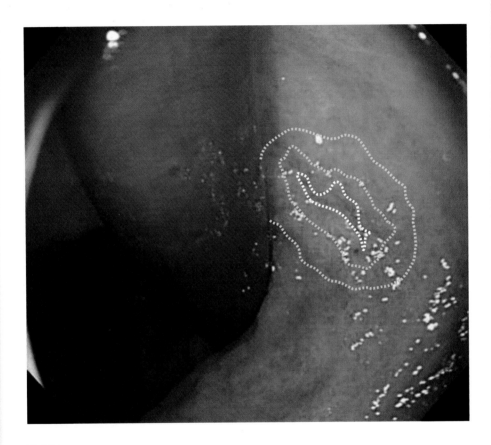

请选择:

① ········
② ·······
③ ········

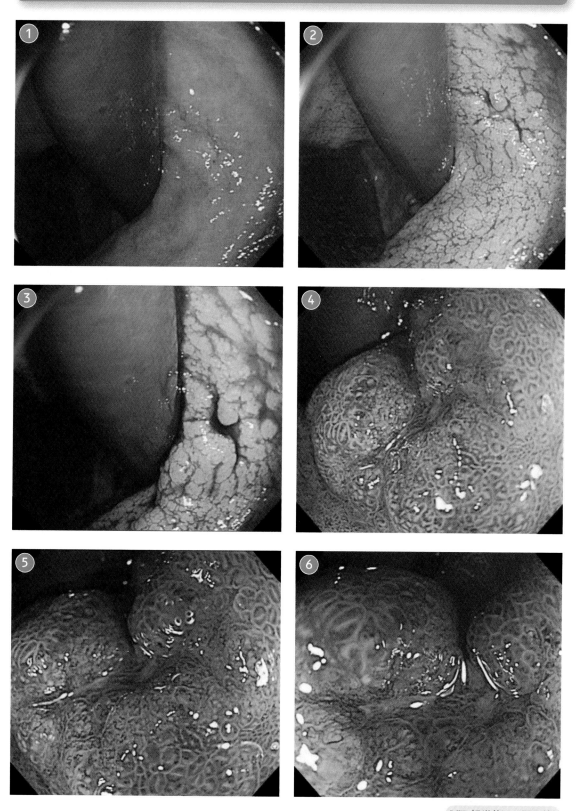

☞ 解说从下一页开始

问题 8　该病灶的侧向浸润范围是怎样的？

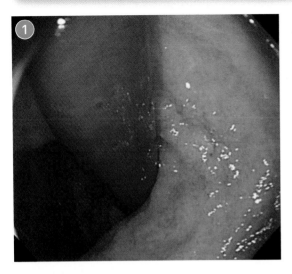

请注意形状和颜色！

● 胃体中部小弯可见发红的、不规则的凹陷型病灶。

● 凹陷的边界很明显，故需考虑其为上皮来源的肿瘤，但是发红部分的边界与凹陷边界不一致，且发红的边界不明显，故仍需要与炎性糜烂进行鉴别。

● 为更详细地观察边界，接着喷洒靛胭脂来观察。

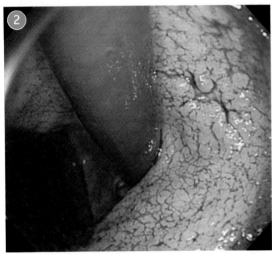

喷洒靛胭脂后观察！

● 喷洒靛胭脂后，可见凹陷边缘为不规则且伴有锯齿状突起。

● 背景黏膜的小区纹理较为规则，但边缘隆起的小区纹理比较粗大，需考虑该部也有癌组织浸润。

● 因该凹陷病灶发红，故考虑其为分化型腺癌。

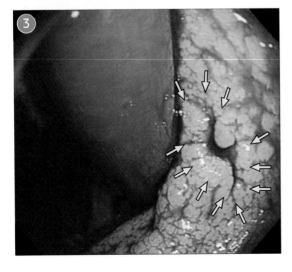

请注意表面纹理！

● 接近病灶观察可见隆起的一部分显示与周边不同的不规则的细微黏膜纹理，因此考虑癌组织不仅局限在凹陷内，也波及了部分边缘隆起（⇨ 所示范围内）。

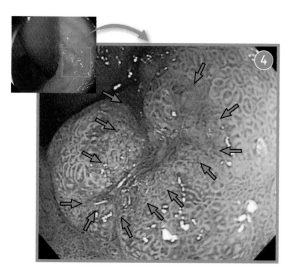

接着 NBI 放大观察病灶！

● 这是病灶后壁侧的 NBI 低倍放大的图像。
● 背景黏膜的大部分显示为腺窝状结构，一小部分为绒毛状结构，均可见轻度的大小不同，但形状都近似类圆形，较为规则。
● 凹陷部分与边缘隆起的纹理不清晰（➡ 以内），与周边黏膜的边界很明显。
● 接着提高 NBI 放大倍数来观察表面纹理和血管纹理。

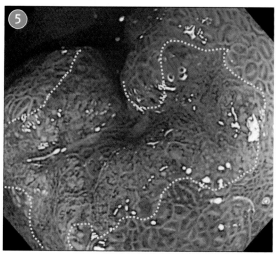

观察血管纹理！

● 病灶的 NBI 中倍放大图像。
● 在表面纹理不清晰的部分中，可见粗细不同、走向不规则的异常血管。
● 其中一部分可见血管网络的形成，故诊断为中 - 高分化型腺癌。
● 与背景黏膜的表面纹理的差异非常明显，黄虚线所示为病灶的边界。
● 因此为②侧向浸润范围。

接着继续放大观察！

● 病灶的 NBI 高倍放大图像。
● 凹陷的近端因位置关系较难观察。
● 该部分的表面纹理不清晰，可见显著粗细不同及走向不规则的异常血管。

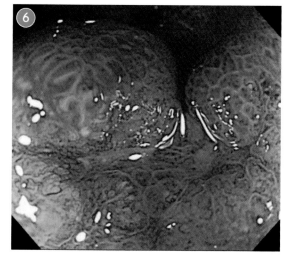

诊断为分化型腺癌，0-Ⅱc，浸润深度M，行ESD，一次性全部切除了病灶。

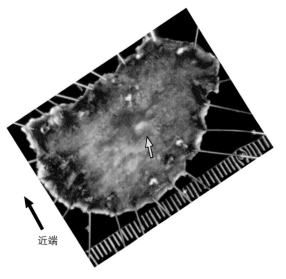

近端

注意颜色和表面形态！

● 该图为新鲜切除标本，为了与内镜图像对比，将标本旋转，使其左斜上方为病灶的近端。

● 在表面纹理不规则的发白区域内可见凹陷和边缘隆起。

● 根据表面纹理的差异，可清楚地判断病灶与背景黏膜的边界。

● 因为标本被牵拉后固定，故凹陷的面积看起来比内镜观察时要大。

● ⇨ 的头端可见一结节状的隆起。

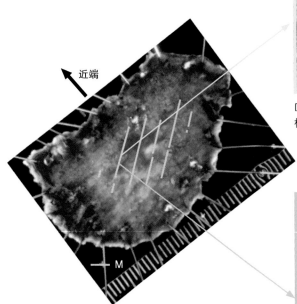

近端

M

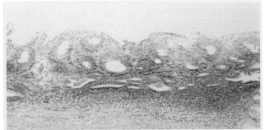

凹陷部分的病理图像（HE染色）。可见细胞核异形和结构异形，诊断为高分化型腺癌（tub1）。

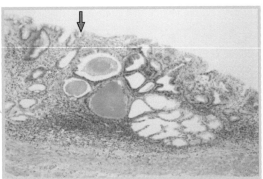

边缘隆起的病理图像（HE染色）。可见细胞核异形和结构异形，诊断为tub1。➡ 的右侧为癌组织，可见癌浸润至边缘隆起的中间部分。

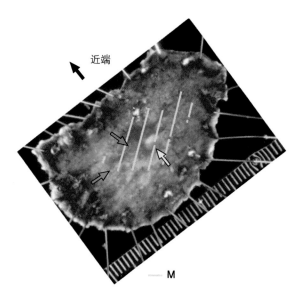

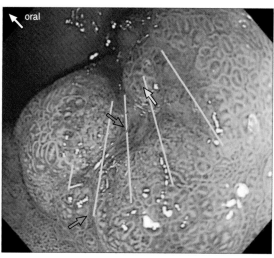

与内镜图像进行对比!

● 左斜上方为病灶的近端。

● NBI 放大图像上看不到远离内镜部分的病灶,故仅标记了 NBI 图像上可见部分的病灶。

● 两图中, ⇨ 为结节状隆起, ⇨ 为近端凹陷的曲线, ⇨ 为病灶左侧的小沟。

● 可见病灶侧向浸润范围一直波及边缘隆起,与 NBI 放大观察下的表面纹理与血管纹理显示异常的范围是一致的。

最终诊断

胃腺癌,tub1,T1 (M),1y0,v0,LM (−),VM (−),pType 0– Ⅱc,16mm×10mm,U,Less。

总结 该病例为伴有边缘隆起的凹陷型病灶,癌组织不仅存在于凹陷内,还波及边缘隆起。通过 NBI 放大观察,准确诊断了病灶的侧向浸润范围。

答案 侧向浸润范围为②。

(关亚矢子)

该病灶的侧向浸润范围是怎样的?

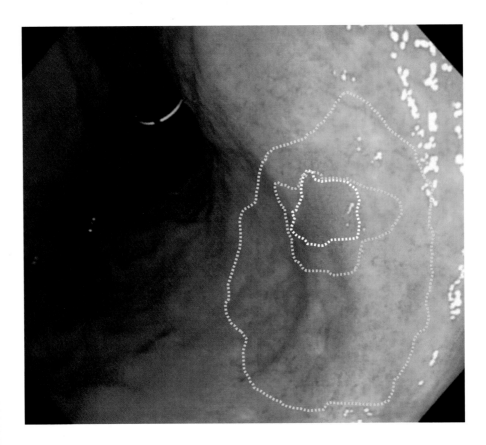

请选择：

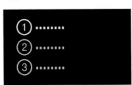

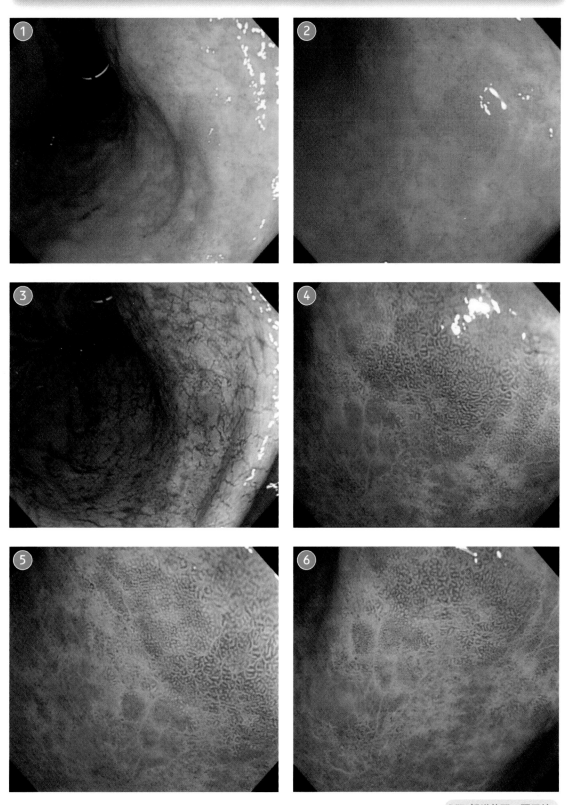

☞ 解说从下一页开始

问题 9　该病灶的侧向浸润范围是怎样的？

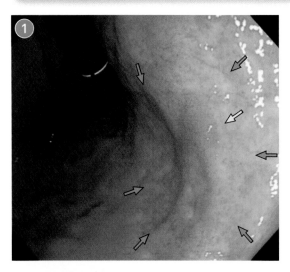

请注意发红!

● 如 ⟹ 所示,胃体下部小弯可见一发红的、平坦的病灶。表面较光滑,边界不明显。
● 发红区域的周围,如 ➡ 所示,可见红白相间的区域,该部分边界亦不明显。

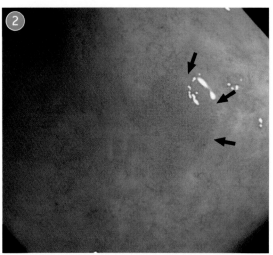

接近病灶进行观察!

● 接近发红部分观察如图。
● 发红部位的表面光滑,其远端边界如 ➡ 所示比较明显,但其他部位的边界均无法判定。

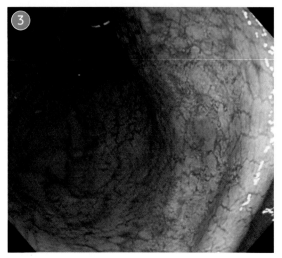

喷洒靛胭脂后观察!

● 喷洒靛胭脂后,可更详细地观察其表面形态。
● 病灶周边的胃小区纹理较为规则,而病灶部分色素无法附着,表面纹理不清晰。但两者间无明显的边界。
● 常规观察下无法判断的边界需要 NBI 放大观察来确定。

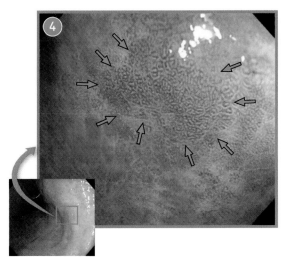

注意表面纹理！

● 这是 NBI 低倍放大的图像。

● ➡ 所示部位为发红的区域，表面显示腺窝状结构，腺窝的形态轻度不规则，但大小各种各样、完全不同。

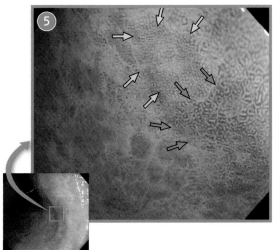

近端的进展范围到哪里？

● 发红部分近端的 NBI 放大图像。

● ➡ 所示部分显示规则、大小均一的腺窝，该部位诊断为非肿瘤。

● ➡ 所示发红区域的纹理显示轻度不规则、大小不同的腺窝状结构，该部位诊断为上皮性的肿瘤。

● 根据腺窝状结构的差异，可确定其范围如 ➡ 所示。

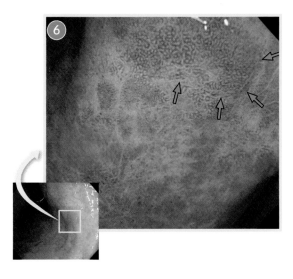

接着看远端的范围！

● 注意看大小不同的腺窝状结构，其远端即为病灶的远端边界，如 ➡ 所示。

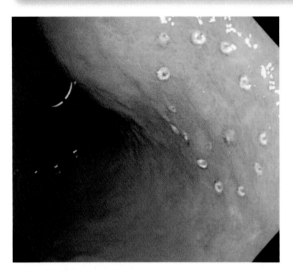

内镜下进行病灶的标记!

● 通过 NBI 放大观察确定病灶的边界，在其外侧进行了标记。

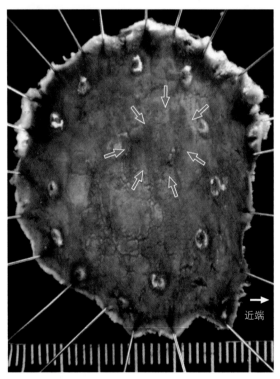

近端 →

近端 →

观察新鲜切除标本!

● 图的右侧是近端。
● 中央可见一发红凹陷，如 ⇨ 所示，凹陷的边界不明显。

观察固定标本!

● 图的右侧是近端。
● 固定后亦可见一凹陷，如 ⇨ 所示，凹陷的边界仍然不明显。

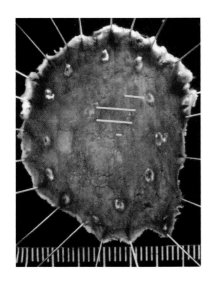

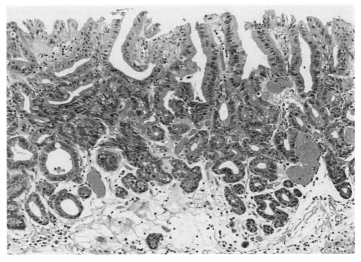

蓝色标记所示部分的病理图像（HE 染色）。可见细胞核异形和结构异形，诊断为高分化型腺癌（tub1）。

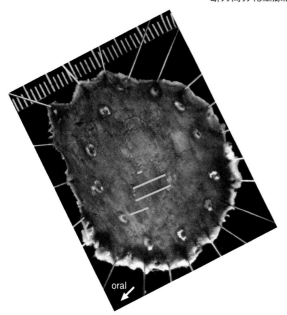

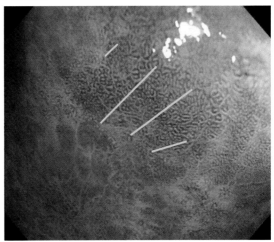

最终诊断

胃腺癌，
tub1，T1（M），1y0，v0，LM（–），VM（–），
pType 0–Ⅱb，9mm×7mm，M，Less。

总结 该病例一开始在外院准备行 ESD 治疗，但因无法判断病灶边界，而放弃了治疗。本院 ESD 治疗时常规观察也无法判断边界，根据 NBI 放大观察确定了边界。由于背景黏膜和癌组织均显示腺窝状结构，所以边界的诊断比较困难。在 NBI 放大观察下注意到腺窝大小的不同，据此正确判断了边界。

答案 侧向浸润范围为①。

（西山祐二）

该病灶的组织学形态是什么?

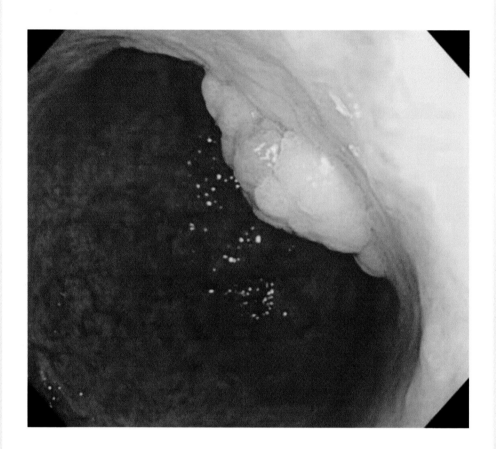

请选择:
①腺瘤
②管状腺癌
③乳头状腺癌
④管状腺癌和乳头状腺癌的混合型

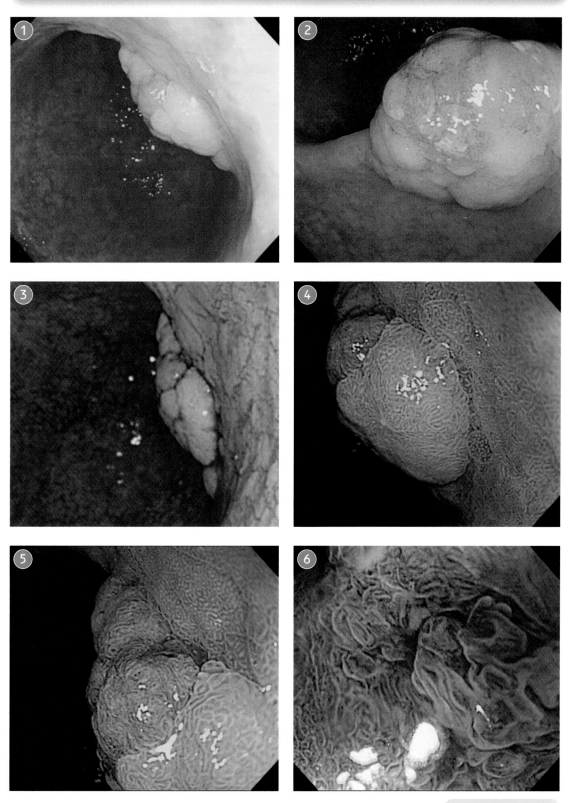

解说从下一页开始

问题 10　该病灶的组织学形态是什么？

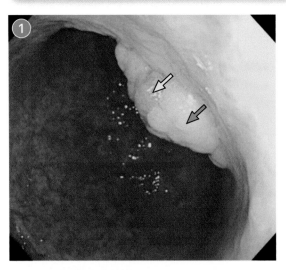

请注意隆起的形态!

● 胃角部小弯后壁可见一明显的隆起型病灶,其侧面角度与周边黏膜平面的角度呈锐角。

● 隆起表面呈大小不同的结节,每个结节的表面比较光滑。

● 因其边界明显,且隆起明显,故考虑其为上皮性肿瘤。

请注意每个结节的颜色!

● 结节显示不同的颜色,如发白、发红、淡红色等。

● 隆起近端的发白部分(⇨)与发红部分(⇨)的颜色差异极明显,提示各个部分的组织学形态可能不同。

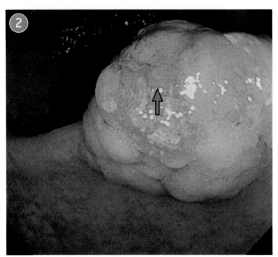

请注意隆起的形态和颜色!

● 倒镜观察可见隆起基底部的结节颜色发白,尽管有大小不同,但每个结节近似于圆形,表面光滑。

● 而与之相比,隆起顶端(⇨)发红,且表面粗糙。

● 隆起的高度较高,但整体无饱胀感,表面亦无明显的凹凸不平。

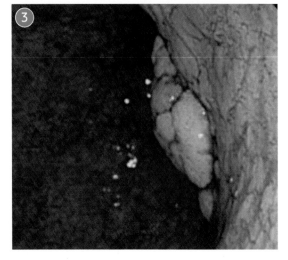

喷洒靛胭脂后观察隆起的边缘与表面!

● 喷洒靛胭脂后,隆起的边缘可见色素沉着,隆起的侧面更为明显。

● 色素在隆起的结节上不沉着,表面很光滑,背景黏膜中所见的网格状细小的沟在结节上消失。

接着怎么办?

● NBI放大观察来明确发红部分和发白部分的表面纹理和血管纹理的差异。

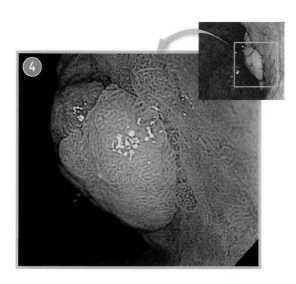

接着 NBI 放大观察隆起近端的发白部分！

● 背景黏膜显示为大小形态规则的绒毛状结构和腺窝状结构。

● 图①中 ➡ 所示部位的 NBI 放大观察可见大小不同的绒毛状结构，其排列较紊乱，但形态尚规则。

● 由此，可诊断发白部分为异形度较低的上皮性肿瘤。

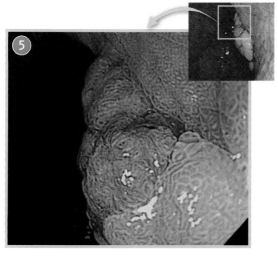

接着观察隆起近端的发红部分！

● 图①中 ➡ 所示部分的 NBI 放大观察，可见大小不同、形态不规则的绒毛状结构，与图① ➡ 的部分相比绒毛结构略不清晰。

● 故考虑该部分的异形度比发白的部分更显著。

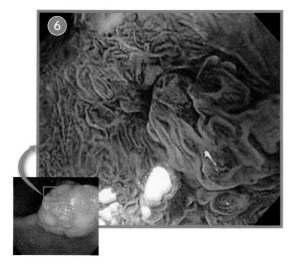

接着放大观察隆起中央的发红部位！

● 图②中 ➡ 所示部分的 NBI 放大观察，可见显著的大小不同且形态不规则的绒毛状结构，绒毛肿大明显。考虑该部分肿瘤呈乳头状增生。

如何解释这些表现？

● 该病灶为边界清晰的不规则隆起，表面色彩与结构均明显不均一。NBI 放大观察，可见大小不同且形态不规则的绒毛状结构，因此考虑其为 0-Ⅰ型的胃腺癌。

● 隆起本身尽管高度较高，但无明显的饱胀感和凹凸不平，故考虑其浸润深度为 M。隆起内可见色彩结构不同的部分，NBI 放大观察可见大小不同且形态不规则的绒毛状结构，且绒毛状结构的异形度在不同的部位是不同的，故考虑其组织学形态为管状腺癌（tub）和乳头状腺癌（pap）的混合型。

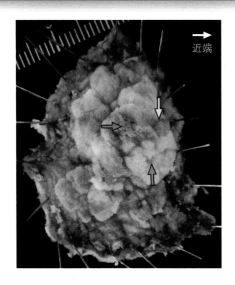

注意隆起的形态和色彩！

● 隆起由多个结节组成，其边界基本明显。
● 表面纹理清晰，隆起的近端的发白部分（➡）和发红部分（⇨）上可见轻度的凹凸不平。
● 隆起中央的发红部分（➡）可见表面呈绒毛状。

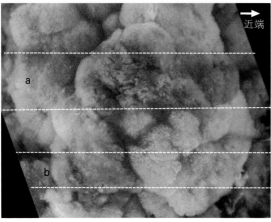

注意隆起的表面纹理！

● ➡ 所示部分放大观察，可见大小不同且形态不规则但很明显的绒毛状结构。
● ➡ 部分可见大小不同和轻微形态不规则的、细微的绒毛状结构。
● ⇨ 部分亦可见细微的绒毛状结构，但其轮廓不清晰。
● NBI 放大观察下表面纹理不同的部位在新鲜标本上也呈现不同的表面纹理。
● 为详细讨论各个部位的组织学形态，如图中白虚线所示进行了标本的切割。

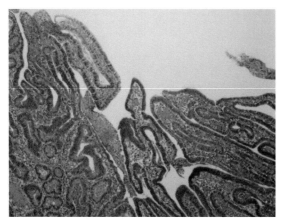

【切片 a：隆起中央发红部分（➡）的病理图像】
肿瘤细胞呈乳头状增殖，其中部分融合形成较粗的腺管，故诊断为 pap。这就是 NBI 放大观察下看到明显不规则形态及大小不同的绒毛状结构的原因。

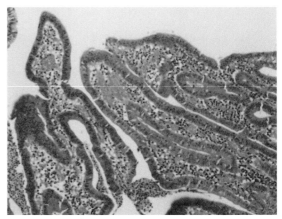

【切片 a：左图的高倍放大】
肿瘤腺管的间质中可见高度充血，因此该部位肉眼观察下是发红的。

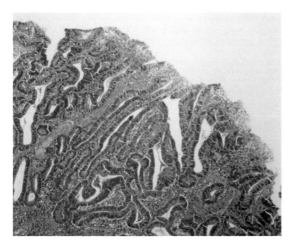

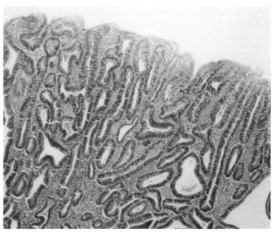

【切片 a：隆起近端的发红部分（⇨）的病理图像】
可见长度较长的、弯曲明显的腺管密度很高的增殖。可见在肿瘤表面腺管开口部变得不清晰，诊断为高分化型腺癌（tub1），因此在 NBI 放大观察下可以看到高度形态不规则的绒毛状结构，及轻度的纹理不清晰。NBI 放大观察表现与病理学表现是一致的。

【切片 b：隆起近端的发白部分（⇨）的病理图像】
与⇨部位相比，腺管的结构异形较轻，肿瘤表层的腺窝开口也是存在的。因此在 NBI 放大观察下可以看到绒毛状结构的形态轻度不规则，且其轮廓很清晰。NBI 放大观察表现与病理学表现是一致的。

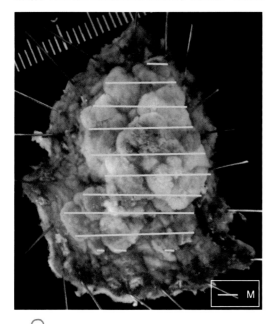

最终诊断

胃腺癌，
tub1 > pap，T1（M），1y0，v0，
LM（–），VM（–），pType 0– Ⅰ，
30mm × 23mm，M，Less。

总结　根据详尽的内镜诊断来预测肿瘤的组织学形态，是决定 ESD 适应证的重要步骤。该病例中可见 3 个颜色和表面纹理均不相同的部分，在 NBI 放大观察下疑诊为管状腺癌和乳头状腺癌的混合型，通过对病理标本详尽的病理学检查，最终确认了 NBI 放大观察诊断结果是正确的。

答案　组织学形态为④管状腺癌和乳头状腺癌的混合型。

（柴垣广太郎）

该病灶的侧向浸润范围是怎样的？

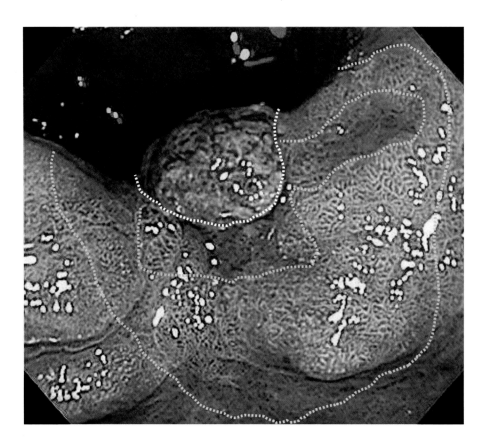

请选择：

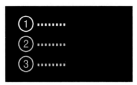

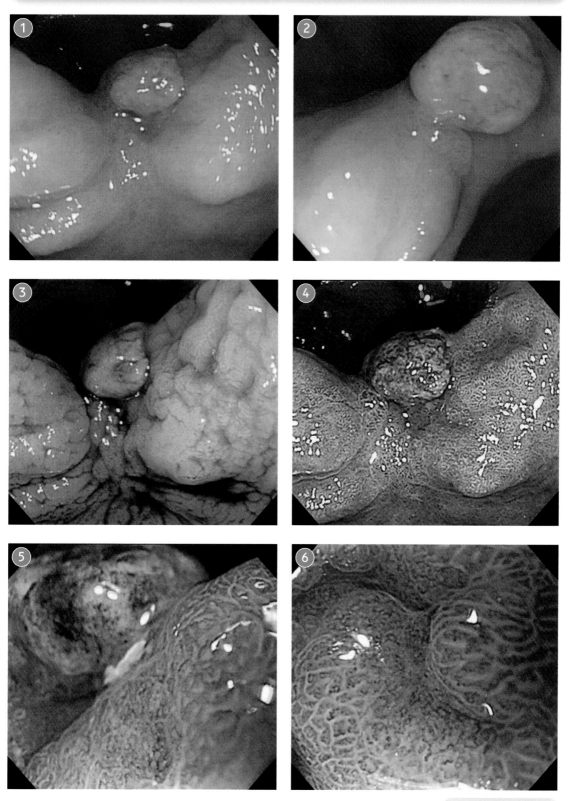

☞ 解说从下一页开始

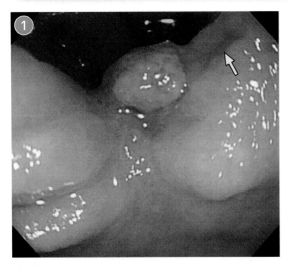

请注意凹陷和隆起!

● 胃角小弯可见伴有黏膜集中的、发红的凹陷型病灶，胃角变形。凹陷的中央可见一处 Isp 样发红的隆起。

请注意皱襞!

● 黏膜的集中不是向一个点的，而是向整个凹陷集中的。皱襞在隆起的近旁缓慢地消失，未见皱襞的中断或融合等表现。

● 黏膜皱襞集中的原因是黏膜下层的纤维化，纤维化则是由溃疡或癌的黏膜下浸润引起的。该病例因为不存在皱襞的增粗和融合等提示黏膜下浸润的表现，所以考虑其为前次治疗后溃疡瘢痕引起的变化。同时黏膜的集中是多中心的，故考虑其为多次多个溃疡瘢痕的变化，也就反映了其接受过多次内镜下治疗。

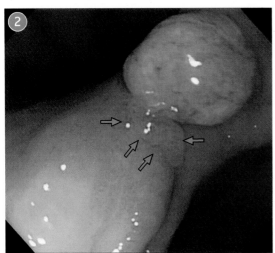

请注意凹陷!

● 发红凹陷的边界不明显，但在 ⟹ 所示部位可辨认凹陷的边界。

请注意隆起的前壁侧和隆起本身!

● 中央隆起的角度与周边平面呈锐角，边界明显。其色彩呈现发红和发白的混合。表面可见数个较浅的不规则的凹凸。

● 隆起的前壁侧未见明显的凹陷面。可见 ⟹ 所示的颗粒状隆起，隆起边缘形成的边界较为清晰。

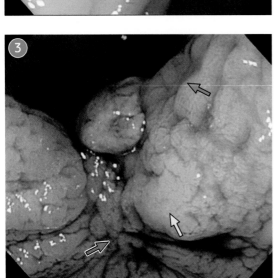

喷洒靛胭脂后观察!

● 喷洒靛胭脂后，可见背景黏膜规则的小区纹理。

● 中央隆起的后壁侧可见凹陷，其边界不明显（⟹）。远端可见表面纹理不清晰的部分（⟹）。另外，⟹ 所示部分可见黏膜的集中，但表面光滑，未见明显的带有边界的凹陷，故判断该部分为非肿瘤。

● 接着进行 NBI 放大观察。

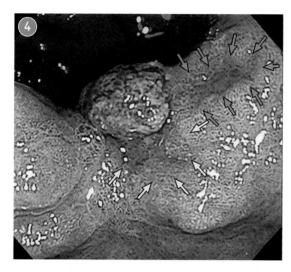

接着 NBI 放大观察病灶！

● NBI 低倍放大的图像。
● 背景黏膜显示为规则的腺窝状结构和绒毛状结构，➡️ 的部分（A 区）和 ➡️ 的部分（B 区）均呈褐色，并轻度凹陷。

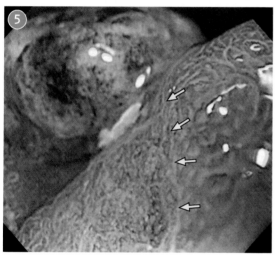

接近 A 区进行观察！

● 隆起的远端~后壁侧的 NBI 中倍放大图像。
● 左图中左侧为凹陷部分，➡️ 为凹陷边缘，➡️ 的右侧显示密度较低的、规则的腺窝状结构，其左侧显示密度高的、不规则的细微腺窝状结构，与凹陷边界一致，两边的表面纹理明显不同。另外，还有部分表面纹理不清晰。
● 由此诊断为中~高分化型腺癌。

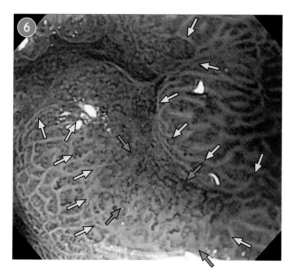

接近 B 区进行观察！

● 隆起后壁侧的凹陷部分（➡️）的 NBI 放大图像。
● 背景黏膜显示为规则的腺窝状结构和绒毛状结构。而凹陷部分显示大小不同的腺窝状结构。➡️ 部分的纹理不清晰。同时可见走向不规则、粗细不同的异常血管，可见血管网络的形成。
● 由此诊断为中~高分化型腺癌。
● 综上所述，隆起部分和其近端的凹陷部分及后壁侧的凹陷部分为癌，内镜诊断为胃腺癌，cType 0-Ⅰ+Ⅱc，tub1-2。

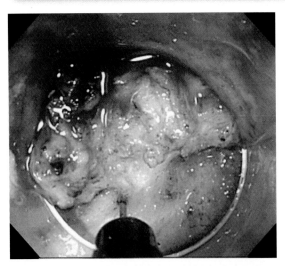

行 ESD 治疗！

● 该图为进行 ESD 治疗时的图像，可见重度的纤维化，剥离相当困难。标记后从前壁开始行半周的黏膜切开，剥离至后壁侧。

● 接着再从后壁将剩下的半周黏膜切开，向前壁侧剥离。

● 疤痕部分的纤维化极显著，剥离时暴露出了肌层，所幸最终未致穿孔，安全地切除了病灶。

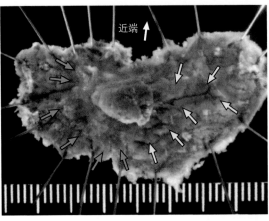

注意色彩和表面结构！

● 图的上方为病灶的近端。

● 中央可见明显隆起的发红病灶，隆起边缘即为病灶边界，边界明显。

● 隆起的前壁侧可见发红和发白混合的扁平隆起（￫），整体的边界不明显。

● 中央隆起的远端至后壁侧可见粗大的小区纹理，其边界不明显。

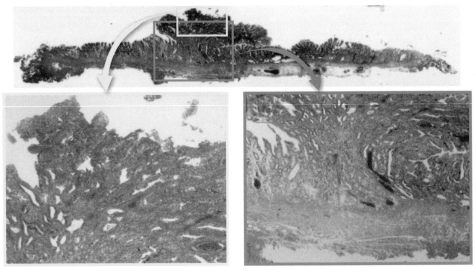

观察病理标本！

● 左图为中央隆起的病理图像。可见细胞核异形和结构异形，诊断为中分化型腺癌（tub2）。右图为该部的黏膜下层，纤维化显著，可见一部分肌层也被切除了。

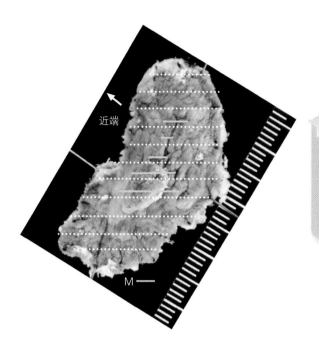

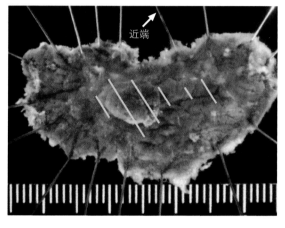

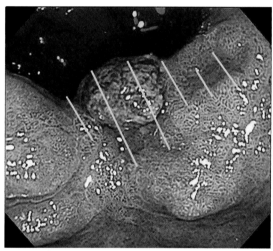

上图为病理图像与内镜图像的对比，可见病灶的范围如右图所示，答案为②。

总结 该病例是一个内镜下黏膜切除术（EMR）+APC 术后复发的 0-Ⅱa 病灶。黏膜集中的中央可见不规则隆起，可较易判断该部为癌。而隆起周边的Ⅱc 部分在常规观察下较难辨认，通过 NBI 观察确认了边界。该病例的局部复发是因为初次治疗时对浸润范围判断有误引起的。所以需要特别注意主病灶周边的 0-Ⅱb 进展部分。

答案 侧向浸润范围为②。

（船川庆太）

该病灶的组织学形态是什么?

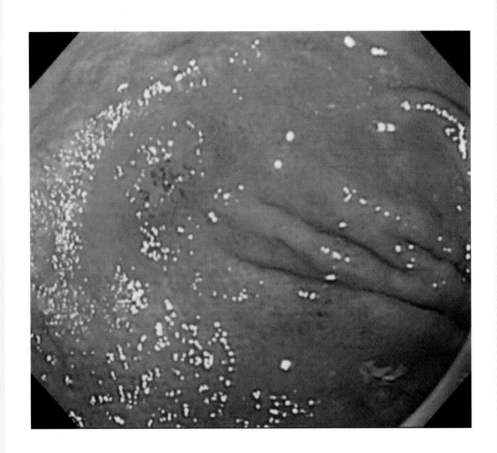

请选择:
①高分化型腺癌 (tub1)
②中分化型腺癌 (tub2)
③低分化型腺癌 (por)

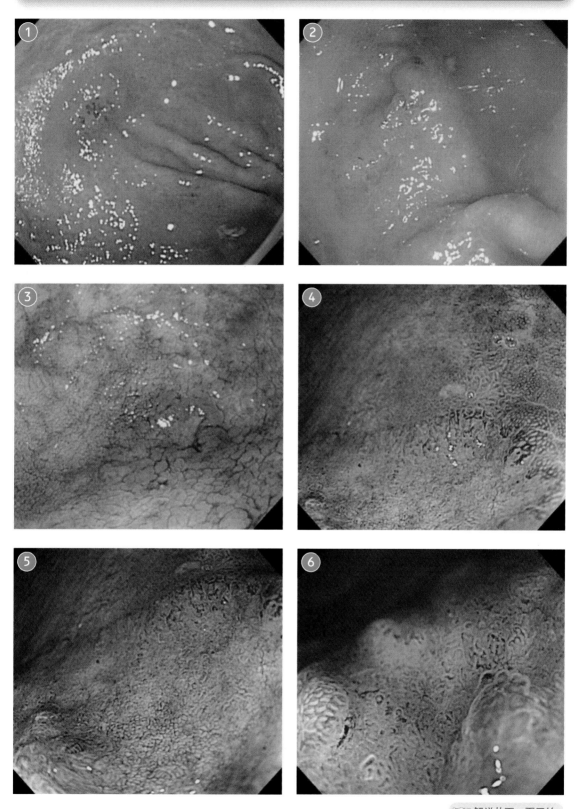

☞ 解说从下一页开始

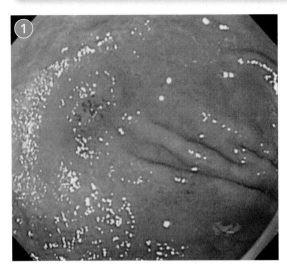

请注意发红的部位！

●胃底大弯可见发红的轻度隆起的病灶。隆起边缘不规则、边界不明显，隆起内部可见不规则的凹陷。

请注意凹陷！

●凹陷本身较平坦光滑，颜色发白，其前壁至远端部分根据色彩及纹理的差别可辨认其边界，但其他部位的边界不明显。

如何解释以上表现？

●该病灶是一部分边界明显的、不规则的发白凹陷，周边伴有不规则的发红隆起，故需怀疑上皮性肿瘤，但因为大部分边界不明显，所以也不能否定 MALT 淋巴瘤或炎性变化。

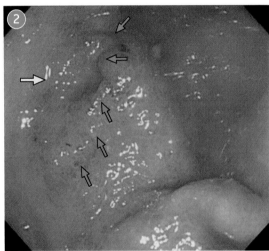

要点！

吸气减少空气量后易于接近病灶观察！

●胃底大弯侧的病灶较难接近观察，所以可吸气减少胃内空气量，这样病灶便向内镜头端靠近，易于观察。

●近距离观察病灶，可见凹陷的前壁—远端的边界（➡）更易辨认。通过凹陷内部可见点状的反光（⇨），说明凹陷内部有细微的凹凸不平。

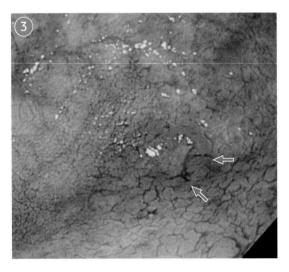

观察凹陷内部的表面纹理！

●喷洒靛胭脂后，可见凹陷内的小区纹理不清晰，凹陷面较平坦。凹陷的前壁—远端的边界更为明显，凹陷边缘的一部分可见虫咬样变化（➡）。凹陷的后壁—近端的边界仍不明显。

●综上所述，可疑诊为浅表凹陷型的腺癌。由于凹陷底部未见凹凸不平及黏膜增厚的表现，故考虑其浸润深度为 M。伴有周边隆起，且凹陷内可见细微的颗粒样结构，故考虑其为分化型癌，但是因为凹陷底部色彩发白，且一部分胃小区纹理变得不清晰，故不能否定未分化型癌。

●为诊断肿瘤的组织学形态和确认其浸润范围，接着进行 NBI 放大观察。

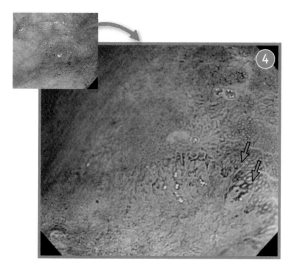

接着 NBI 放大观察凹陷的前壁侧！

● 背景黏膜显示为大小形态规则的绒毛状结构和腺窝状结构。而凹陷内部的表面纹理不清晰，与表面纹理清晰的背景黏膜之间有明确的边界。

● 同时凹陷边缘的一部分可见不规则延伸的虫咬样变化（➡）。

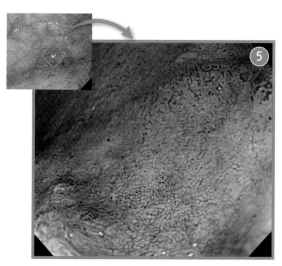

观察凹陷内的浅表血管！

● 凹陷内前壁侧及远端侧的表面血管可见走向不规则、密度增高、轻度的粗细不同，并形成不规则的网格状血管网络。

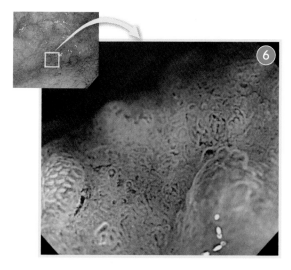

接着放大观察凹陷的后壁侧！

● 凹陷的周边轻度隆起，其表面可见形态规则的腺窝状结构；凹陷内可见大小不同且形态不规则的绒毛状结构，其密度很高，与背景黏膜的边界很明显，肿瘤的边界与凹陷的边缘是一致的。

● 同时，凹陷内的浅表血管可见粗细不同和轻度的走向不规则。

● 因此考虑该病灶的组织学形态为分化型腺癌。

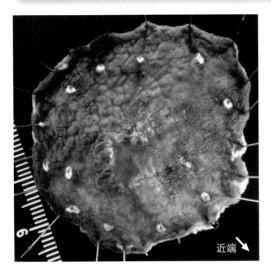

注意凹陷!

●标本的中央可见不规则发白的凹陷性病灶,根据病灶与周边黏膜高度的差别及其表面纹理的不同,可较易判断病灶的边界。凹陷内部的表面呈绒毛状,凹陷内部基本较平坦,未见明显增厚的部分。

注意表面纹理!

●凹陷内的前壁侧可见大小不同、形态不规则且密度很高的腺窝状结构(➡)。凹陷内的后壁侧可见大小不同且形态不规则的绒毛状结构(➪),与背景黏膜相比密度高。凹陷内部整体均可见表面纹理,故考虑其整个都为分化型癌。

●按照上图的虚线,进行了切片。

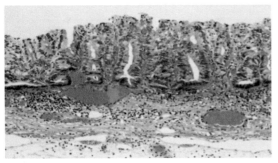

①【切片b:显示腺窝状结构部分(➡)的病理图像】

可见垂直生长的肿瘤腺管增殖,其密度很高,间质间血管丰富,诊断为高分化型腺癌(tub1)。肿瘤腺管的开口在其表层变得狭小。

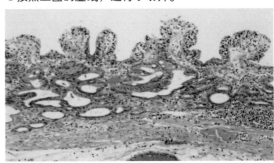

②【切片a:显示绒毛状结构部分(➪)的病理图像】

可见弯曲的肿瘤腺管呈乳头状增殖,间质中可见稀疏的粗细不同的毛细血管。肿瘤腺管的开口在其表层变得较大。

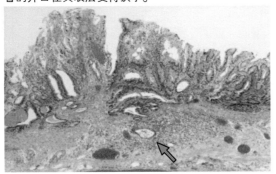

③【切片a:黏膜下层微小浸润的部分】

肿瘤在黏膜内保持tub1黏膜内癌的构造,同时向黏膜下层微小浸润,在其周围伴有反应性的淋巴细胞浸润(➡)。

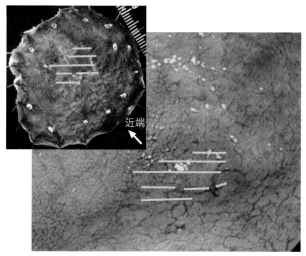

近端

胃腺癌，
tub1 > pap，T1 (SM1)，
(140μm，浸润深度 210μm)，
1y0，v0，LM (−)，VM (−)，
pType0–Ⅱc，16mm×11mm，U，Gre。

【切除标本与内镜图像的对比】
这是切除标本与内镜图像的对比，将癌的范围标记在内镜图片上。

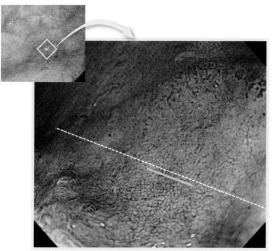

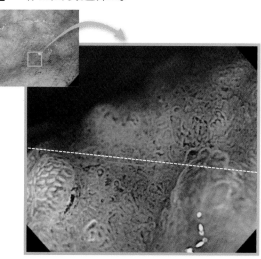

【病理图像①与内镜图像的对比】

●左页切片 b 的图像相当于白色虚线的切片图像，绿线的病理图像是左页的①。

●尽管表面纹理不清晰，但可见粗细不同、走向不规则的异常血管形成不规则的网格状血管网络，所以可以推测该部位存在有腺窝状结构。左页①病理显示垂直生长的肿瘤腺管开口在表层变得狭小，可能这就是内镜图像表面纹理不清晰的理由。同时肿瘤腺管的间质中血管增生很丰富，这也与内镜表现相符。

【病理图像②与内镜图像的对比】

●左页切片 a 的图像相当于白色虚线的切片图像，蓝线的病理图像是左页的②。

●可见大小不同且形态不规则的绒毛状结构，及粗细不同、轻度走向不规则的异常血管。左页②病理显示开口变大的肿瘤腺管呈乳头状增殖，因此内镜下显示清晰的绒毛状结构。同时间质中可见粗细不同的毛细血管，这也与内镜表现相符。

总结

常规观察下较难判断该病灶的组织学形态，但 NBI 放大观察下通过分析表面纹理和血管纹理就可推测其组织学形态。同时，NBI 放大观察下正确诊断了浸润范围，因此可以完整地切除了整个病灶。

答案 → 组织学形态为①高分化型腺癌（tub1）。

（柴垣广太郎）

该病灶的组织学形态是什么？

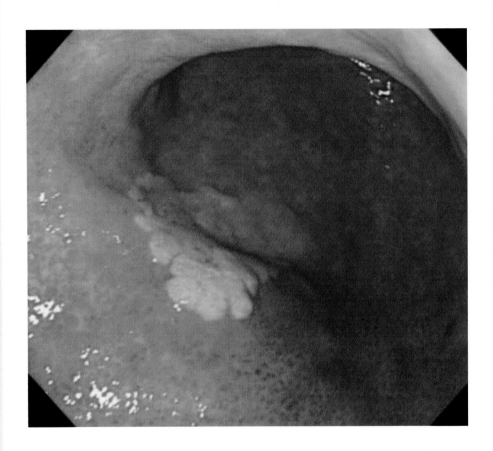

请选择：
①腺瘤
②高分化型腺癌
③高分化型腺癌和低分化型腺癌的混合型

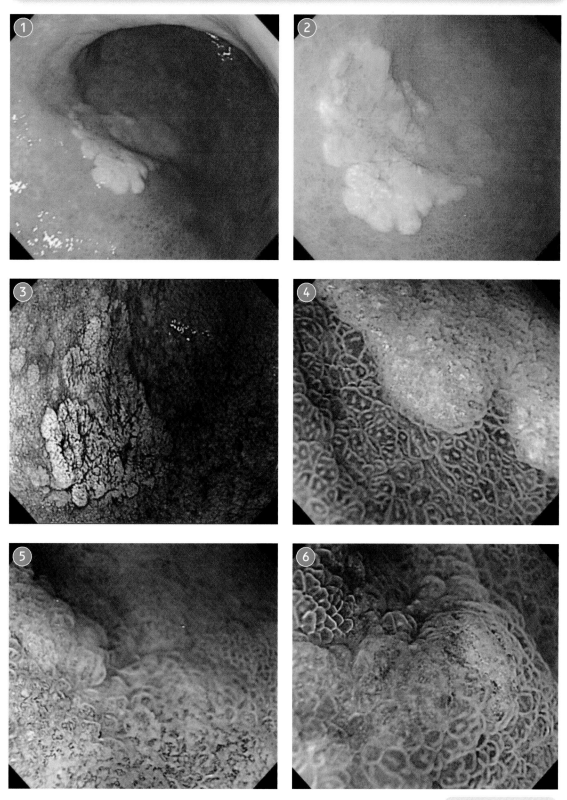

☞ 解说从下一页开始

问题 13　该病灶的组织学形态是什么？

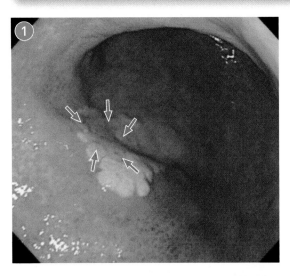

远景观察病灶！

● 胃窦大弯前壁侧可见一边界明显的、平坦的隆起型病灶。

● 隆起整体呈黄白色，但其中一部分（➡内的部分）轻度发红。

● 由于其为边界明显的白色隆起，一般应考虑为腺瘤，但因为其中有发红的部分，故需考虑有腺癌的合并。

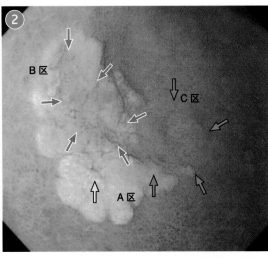

接近观察病灶！

● 仔细观察病灶由不同的 3 部分组成。

● 病灶近端（A 区）部分是发白的，其上可见类似于黄色素瘤的黄色颗粒（➩）。

● 前壁侧可见 ➡ 所示的边界不明显的发红凹陷（B 区），病灶的远端可见 ➡ 所示的轻度隆起的、轻微发白的部分，边界不明显（C 区）。

如何解释上述表现？

● 该病灶平坦的隆起内可见 3 个颜色和性质均不同的部分，这显示各个部分反映了不同的组织学形态。

● 因此，考虑该病灶为腺瘤内癌或有分化程度不同的组织学形态组成的分化型腺癌。

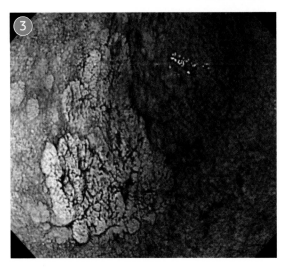

喷洒靛胭脂后观察！

● 喷洒靛胭脂后，病灶表面可见大小不同、形态不规则的颗粒状结构。

● 胃腺瘤表面一般可见规则的结节状隆起，但该病例上没有，所以考虑该病灶不是腺瘤，而是整体都是分化型癌。

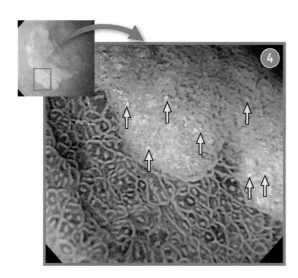

接着 NBI 放大观察病灶近端（A 区）！

- 背景黏膜显示为略带圆形、规则的腺窝状结构。
- 隆起的表面纹理不清晰，可见走向不规则、粗细不同的异常血管。
- 一般情况下，胃腺瘤显示高密度规则的腺窝状结构或绒毛状结构，但在该病例放大观察时可见表面纹理不清晰，及走向不规则、粗细不同的异常血管；故放大观察表现也可否定其为胃腺瘤。
- 如 ⇨ 所示，隆起中可见多发的黄白色颗粒，故考虑其并发有黄色素瘤。

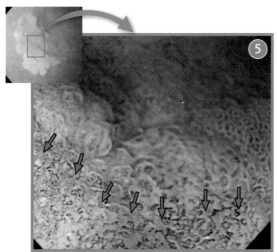

接着 NBI 放大观察病灶内部（B 区）！

- 该部可见形态极不规则的绒毛状结构，⇨ 所示部位下方的表面纹理不清晰，同时可见走向不规则、粗细不同的异常血管。
- 因其绒毛状结构的不清晰，且可见异形很强的异常血管，故可诊断该部位为中分化型腺癌（tub2）。

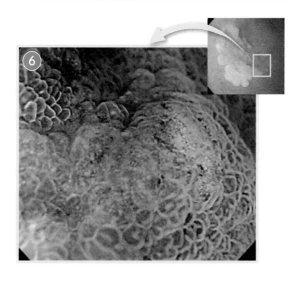

接着 NBI 放大观察病灶远端（C 区）！

- 背景黏膜显示为略带圆形、规则的绒毛状结构。
- 照片中央部分的表面纹理不清晰，血管纹理也比 A 区和 B 区更不清晰。
- 虽然看不到典型的 corkscrew（螺旋样血管），但因其表面纹理不清晰，故怀疑该部分的组织学形态为低分化型腺癌（por）。

第Ⅲ章 胃癌 ESD 术前诊断——鉴别诊断

综上所述，诊断为伴有黄色素瘤的胃腺癌，0-Ⅱa+Ⅱc，tub2-por。因该病灶未见黏膜增厚，也没有深凹陷或较高的隆起，故诊断其浸润深度为M，进行了ESD治疗。

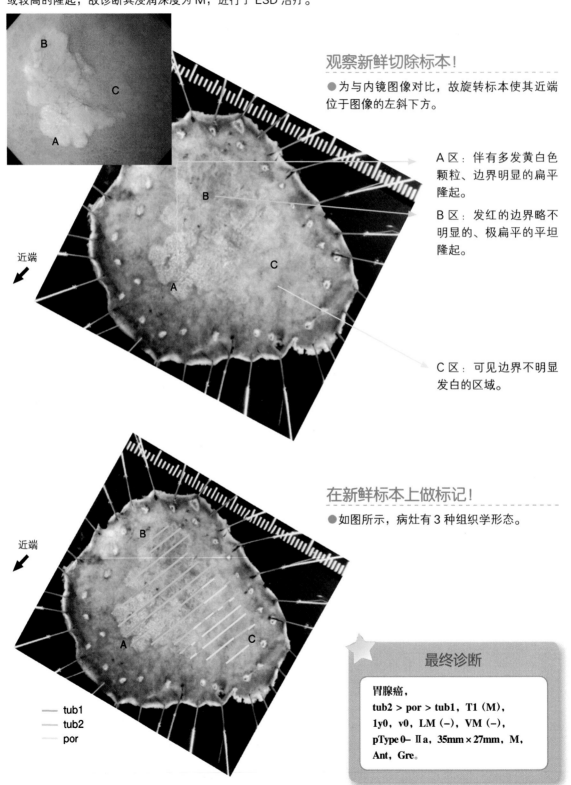

观察新鲜切除标本！

● 为与内镜图像对比，故旋转标本使其近端位于图像的左斜下方。

A区：伴有多发黄白色颗粒、边界明显的扁平隆起。

B区：发红的边界略不明显的、极扁平的平坦隆起。

C区：可见边界不明显发白的区域。

在新鲜标本上做标记！

● 如图所示，病灶有3种组织学形态。

近端

—— tub1
—— tub2
—— por

最终诊断

胃腺癌，
tub2 > por > tub1，T1（M），
1y0，v0，LM（–），VM（–），
pType 0-Ⅱa，35mm×27mm，M，
Ant，Gre。

对比 NBI 放大图像和病理表现！

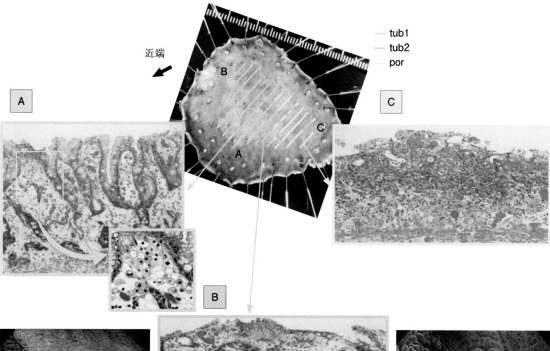

近端

tub1
tub2
por

A

B

C

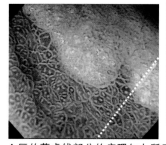

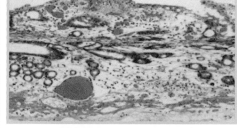

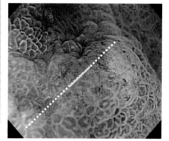

A 区的蓝虚线部分的病理如上所示。黏膜内可见向侧面相吻合的有结构异形的腺管，诊断为高分化型腺癌（tub1），浸润深度为 M。如蓝框中所示间质内可见泡沫状细胞，内镜下看到的黄白色颗粒就是泡沫状细胞聚集在一起形成的。
NBI 放大观察下表面纹理不清晰，是因为腺管密度高、腺管开口小而造成的。

C 区：黄虚线部分的病理如图所示，NBI 放大观察显示在表面纹理及血管纹理均极不清晰的部分，可见黏膜内肿瘤细胞的密集增生，一部分可见小型腺管形成，但大部分均未形成腺管，故诊断为低分化型腺癌（tub2），浸润深度为 M。

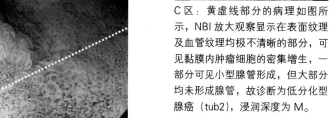

B 区绿虚线部分的病理如图所示，NBI 放大观察显示为形态极不规则的绒毛状结构和异常血管的部分中，可见黏膜固有层内侧向吻合的小型腺管，诊断为中分化型腺癌（tub2），浸润深度为 M。

总结 该病例是并发黄色素瘤的各种组织学形态混在的病灶。通过 NBI 放大观察，可准确地术前诊断其组织学形态。最终病理诊断显示低分化型腺癌的部分超过了 2cm，所以为 ESD 的非适应证病例，需追加治疗，故追加了手术。手术标本未见淋巴结转移。

答案 组织学形态为③高分化型腺癌和低分化型腺癌的混合型。

（关亚矢子）

该病灶的侧向浸润范围是怎样的?

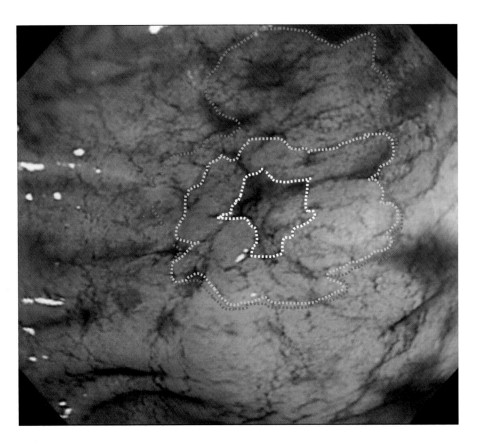

请选择:

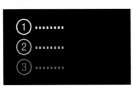

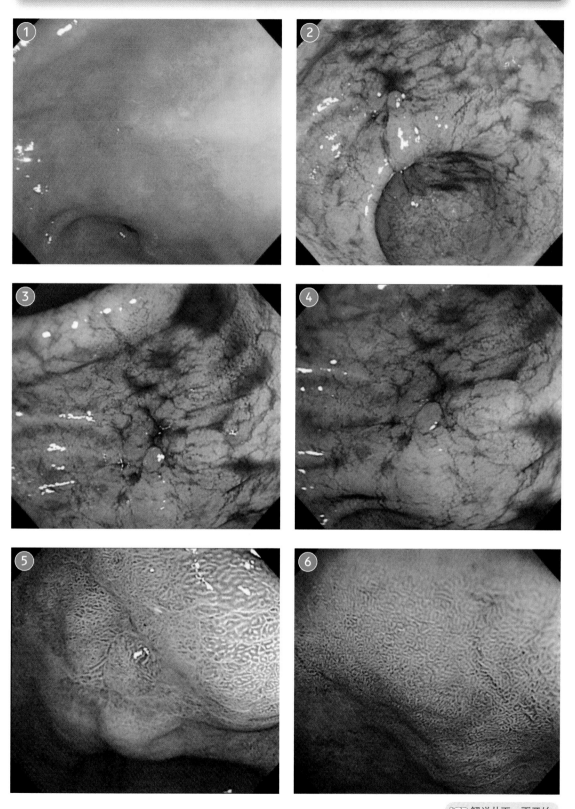

解说从下一页开始

问题 14　该病灶的侧向浸润范围是怎样的？　**179**

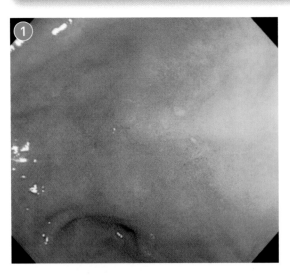

请注意发红的黏膜！

● 胃窦小弯可见一边界不明显的、凹凸不平的发红黏膜。

● 因其边界不明显，在常规内镜下无法鉴别其为癌还是非癌。

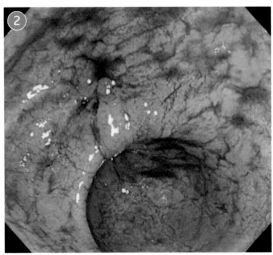

请注意凹陷部分及其周边！

● 喷洒色素后可见边界明显的不规则凹陷，未见明显的虫咬样边缘。

● 其周围可见显示不规则的胃小区纹理的黏膜，其边界不明显。

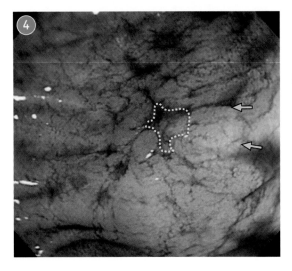

继续接近病灶观察！

● 继续接近病灶观察凹陷周围的边缘。

● 根据不规则的胃小区纹理可确认后壁侧的边界（ ⇨ ），但其他方向的边界均不明显。

● 在这个阶段，可以判断黄虚线的凹陷部分为癌，但不能确定其向周边的进展范围。

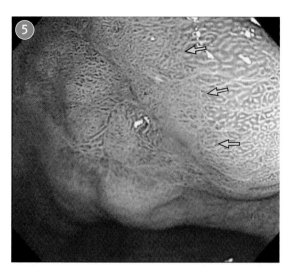

●为诊断病灶的侧向进展范围，NBI 中倍放大观察凹陷部分后壁侧的边缘。

请注意背景黏膜！

●背景黏膜显示为规则的腺窝状结构，大小均一。

请注意病灶后壁侧！

●该部分表面纹理显示为高密度、大小不同的腺窝状结构和绒毛状结构混在一起。观察不到血管纹理。根据与背景黏膜表面纹理的差异可确定其边界为 ⇨ 所示。

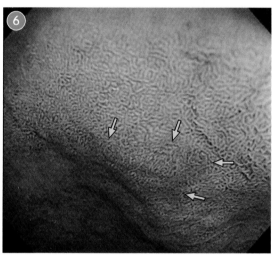

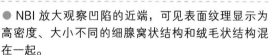

要点！

请注意病灶近端！

● NBI 放大观察凹陷的近端，可见表面纹理显示为高密度、大小不同的细腺窝状结构和绒毛状结构混在一起。
●背景黏膜显示规则的绒毛状结构。根据两者表面纹理的差异可确定其边界为 ⇨ 所示。

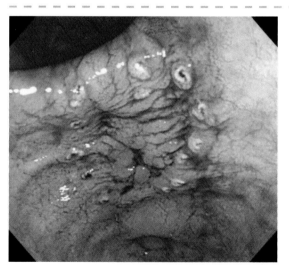

●综上所述，除了凹陷部分以外，其近端也有病灶延伸，内镜诊断为胃腺癌，cType 0- Ⅱ c+ Ⅱ b，高分化型腺癌（tub1），浸润深度 M；在 NBI 放大观察下标记了病灶边界，进行了 ESD 一次性全部切除。

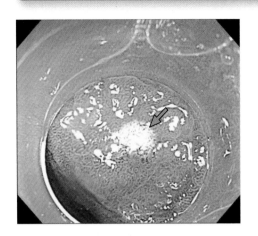

● 为了确认侧向诊断范围的诊断是否正确，在近端边界处做了一个标记（➡）。

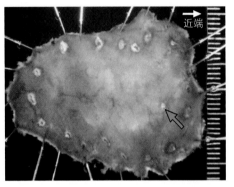

观察新鲜切除标本！

● 图的右侧为病灶的近端。
● 远端可见发红的凹陷，其周边可见面积较大的扁平隆起。
● 近端可见与病灶相连的发白黏膜（➡：标记）。

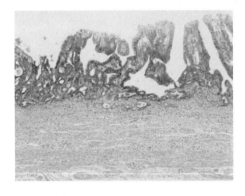

观察病理标本！

● 发红凹陷部分的病理图像（HE 染色）。
● 可见细胞核肿大的肿瘤细胞形成腺管。
● 可见结构异形，且部分腺管体积变小，诊断为中分化型腺癌（tub2）。
● 黏膜肌层未被破坏，故诊断为黏膜内癌（M）。

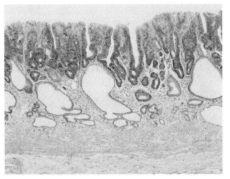

● 向近端延伸的、扁平发白的部分，可见规则结构的肿瘤腺管，诊断为高分化型腺癌（tub1）。
● 其深部可见非肿瘤腺管，呈双层结构。

肿瘤　　　　　电凝标记　　非肿瘤

为确认侧向诊断范围的诊断是否正确而做的标记，左侧为肿瘤，右侧为非肿瘤，所以可见术前诊断是正确的。

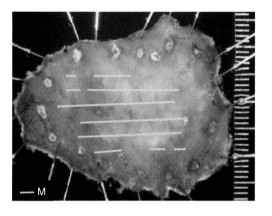

— M

最终诊断

胃腺癌，
tub1 ≫ tub2，T1（M），1y0，v0，
LM（−），VM（−），pType 0– Ⅱc+ Ⅱb，
22mm × 15mm，L，Less。

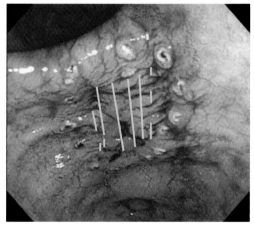

左图为标记了病灶的内镜图像，可见从凹陷部分向近端延伸的扁平发白部分均为癌。

总结　　常规观察和喷洒靛胭脂的观察下都认为凹陷部分为癌，但在 NBI 放大观察下根据表面纹理的差异可以诊断出近端的 0– Ⅱb 型的进展部分。所以在观察病灶时一定要仔细观察其周边部分，以发现 0– Ⅱb 型的进展部分。

答案　　　　侧向浸润范围为③。

（高桥亚纪子）

该病灶的侧向浸润范围是怎样的？

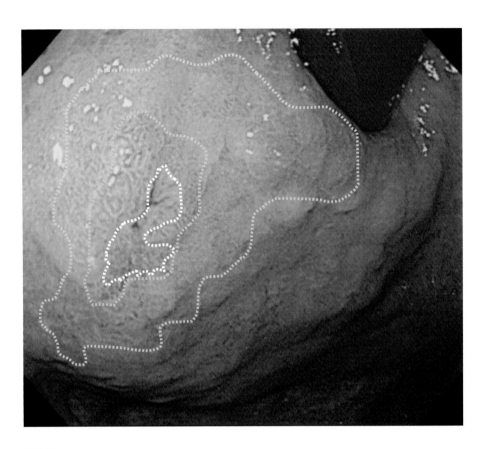

请选择：

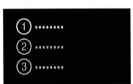

① ⋯⋯⋯
② ⋯⋯⋯
③ ⋯⋯⋯

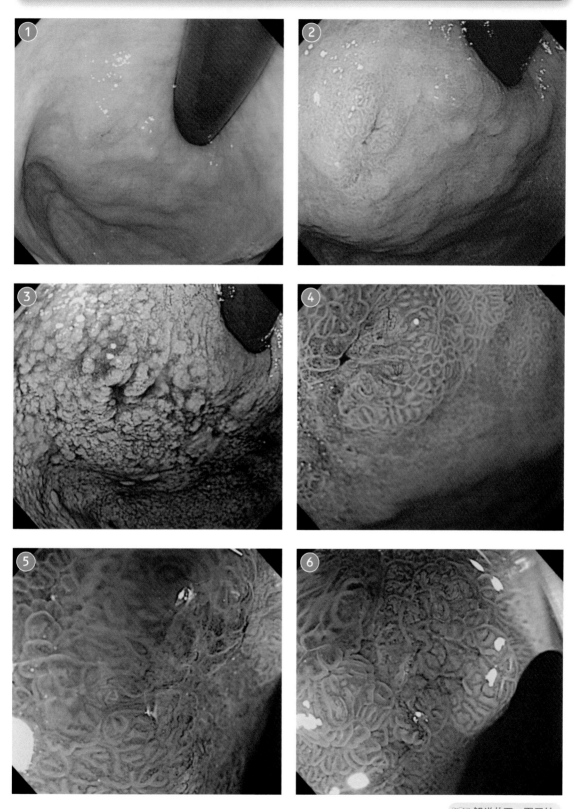

第Ⅲ章 胃癌 ESD 术前诊断——鉴别诊断

☞ 解说从下一页开始

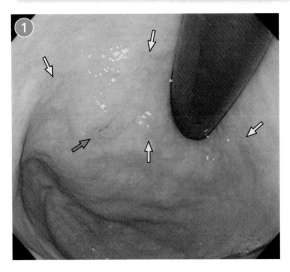

请注意出血!

● 左图是倒镜观察下贲门周边的内镜图像。
● 贲门周边可见散在的发红黏膜（⇨）。其中位于胃底大弯后壁的发红（➡）黏膜中伴有出血。
● 以内镜镜身为标准，可推测发红的大小约为10mm，与其他发红黏膜相比，边界是明显的。

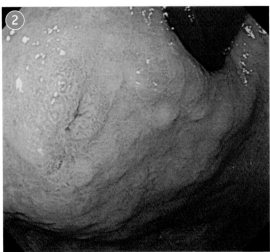

请注意发红的部分!

● 这是接近了上述有少量出血发红病灶的图像。
● 可见与出血部位一致，存在一长条形的不规则凹陷，周边伴有发红的隆起。
● 发红的边界很明显，与周边黏膜相比表面纹理略不规则。
● 周边黏膜轻度凹凸不平，且未见 RAC（regular arrangement of collecting venules）及黏膜萎缩。
● 其他的发红黏膜边界不明显，且表面纹理与周边黏膜纹理未见明显差异，考虑其为炎性变化。

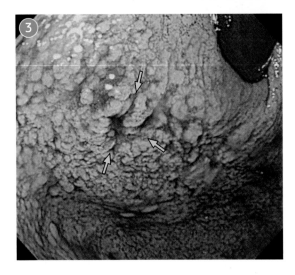

注意凹陷部分!

● 喷洒靛胭脂后凹陷变得更为清晰，可见凹陷边缘向外的胡须状突起（⇨）。
● 周边隆起的边界不明显，因此考虑病灶仅限于凹陷部分。
● 其周边也可见靛胭脂的沉积，但其边界也不明显。

接着怎么办?

● 为进一步详细观察并诊断该病灶，接着行 NBI 放大观察。

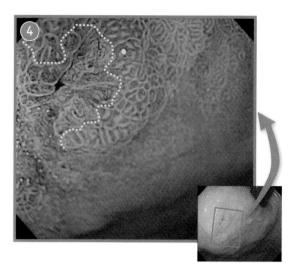

请注意近端的表面纹理！

● 该图为凹陷及发红部分近端的 NBI 放大图像。
● 图上黄虚线右侧可见规则的腺窝状结构和绒毛状结构，左侧显示为不规则的绒毛状结构。

请注意血管纹理！

● 与左侧表面纹理不规则的部分一致，可见走向不规则的血管。仅有一部分形成血管网络。
● 综上所述，病灶的边界为黄虚线所示部位，癌的范围为凹陷和其周边的一小部分隆起。

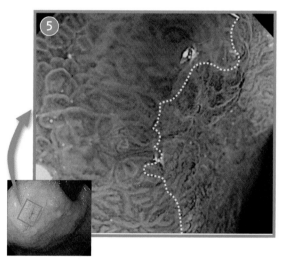

请注意后壁侧的表面纹理！

● 该图为凹陷及发红部分后壁侧的 NBI 放大图像。
● 图上黄虚线左侧可见规则的腺窝状结构和绒毛状结构，右侧显示为不规则的绒毛状结构，一部分纹理不清晰。

请注意血管纹理！

● 与右侧的表面纹理不规则的部分一致，可见走向不规则的血管。但血管纹理没有上图清晰。
● 综上所述，病灶的边界为黄虚线所示部位，癌的范围为凹陷和其周边的一小部分隆起。

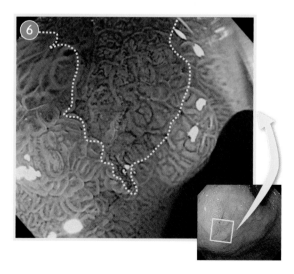

请注意远端的表面纹理！

● 该图为凹陷及发红部分远端的 NBI 放大图像。
● 可见大小不同的腺窝状结构。

请注意血管纹理！

● 与上述的表面纹理不规则的部分一致，可见部分形成血管网络的走向不规则的血管。血管密度稍高，可见轻度的粗细不同。
● 根据血管及表面纹理的不同，确定病灶的边界为黄虚线所示部位。

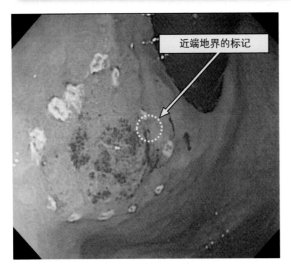

进行标记!

● 我们在 NBI 放大观察下所确定的近端边界做了一个标记。在进展范围的边界外侧进行了全周标记。此时因为 NBI 放大观察时内镜接触到病灶,使病灶及周边黏膜都变得水肿充血了。

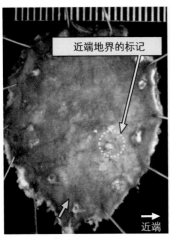 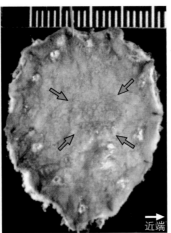

● 左侧两张图中,左图为新鲜切除标本的实体显微镜的照片,右图为固定标本的实体显微镜的照片。两者右侧均为病灶的近端。

请注意颜色!

● 新鲜切除标本上可见与凹陷部一致的轻微发白的黏膜,其远端前壁侧的边界稍不明显（⇨）。病灶的后壁侧可见片状的发红黏膜。

请注意表面纹理!

● 固定后表面纹理变得更为清晰,与凹陷部位一致可见无结构的黏膜。新鲜标本中所看到的发红黏膜（⇨）固定后可见其表面纹理与周边一致,且与凹陷部位病灶不连续。

水晶紫染色后表面纹理更为清晰!

● 左侧两张图为水晶紫染色后的实体显微镜的照片,右侧为以病灶部分为中心的放大图像。

● 与凹陷部位一致,可见细微的腺窝状结构及不规则的绒毛状结构。

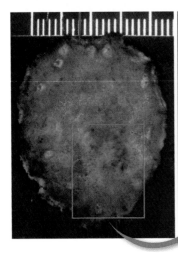 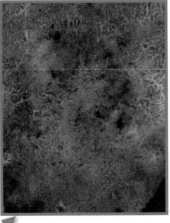

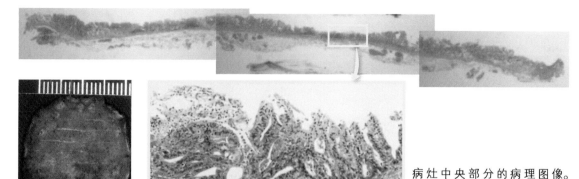

病灶中央部分的病理图像。细胞异形及结构异形都较为明显，其中部分可见有小孔（cribriform），诊断为中分化型腺癌（tub2）。未见黏膜肌层的浸润，诊断浸润深度为 M。

最终诊断

胃腺癌，
tub2，T1（M），1y0，v0，
LM（-），VM（-），pType 0– Ⅱc，
11mm × 6mm，U，Post。

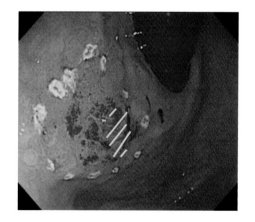

—— M

总结　通过对比可见病灶与内镜下看到的凹陷是一致的。尽管病灶的边界较为明显，但在 NBI 放大观察下可见表面纹理非常不规则，且形成血管网络的异常血管较少，故考虑其分化程度应该会稍微低一点。

答案　　侧向浸润范围为①。

（吉永繁高）

16

该病灶的侧向浸润范围是怎样的？

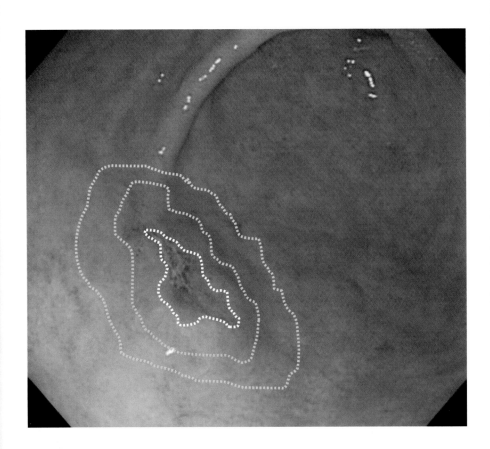

请选择：

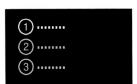

┈┈┈┈

② ┈┈┈┈

③ ┈┈┈┈

问题 16

该病灶的侧向浸润范围是怎样的？

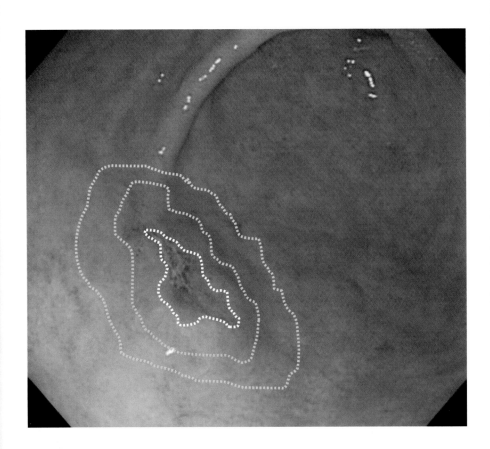

请选择：

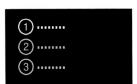

① ┈┈┈┈┈

② ┈┈┈┈┈

③ ┈┈┈┈┈

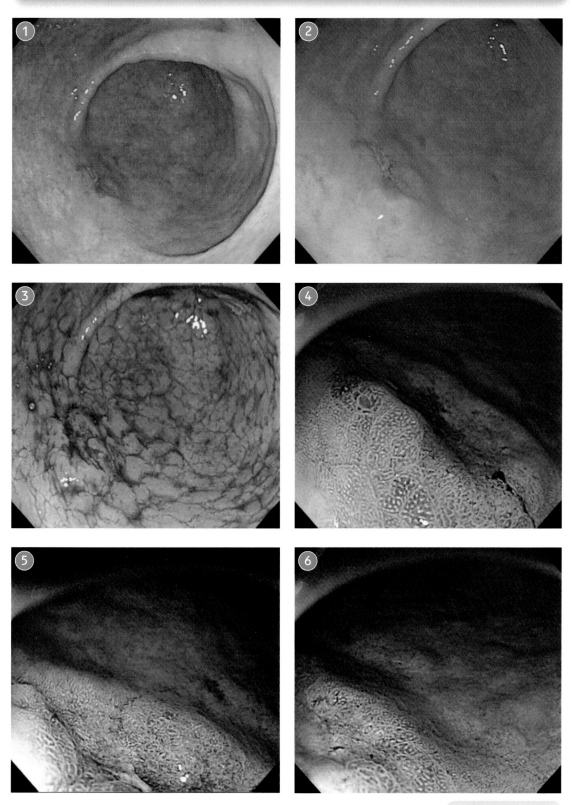

☞ 解说从下一页开始

问题 16 该病灶的侧向浸润范围是怎样的?

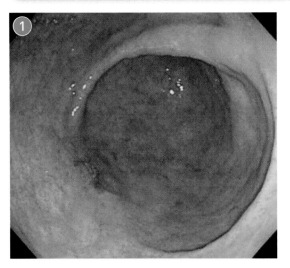

请注意发红的部分!

●胃窦大弯前壁侧,可见一轻度发红的凹陷型病灶。

请注意血管透见!

●周边是血管透见明显的萎缩黏膜,发红凹陷与周边部分的血管透见不明显。

如何解释?

●因病灶为单个病变,肿瘤的可能性要大于炎症。肿瘤的进展范围,究竟是局限于凹陷部分,还是扩散至周边血管透见不清晰的部分,则需要进一步详细观察和诊断。

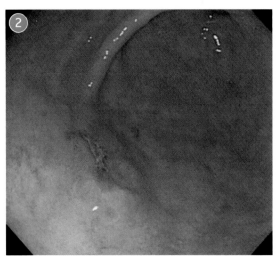

接近病灶观察!

●接近病灶后可见凹陷的边界在大弯侧比较明显,而前壁侧的边界则不明显。
●凹陷周围伴有轻度的隆起,且其外侧可见片状的血管透见不清晰的黏膜。

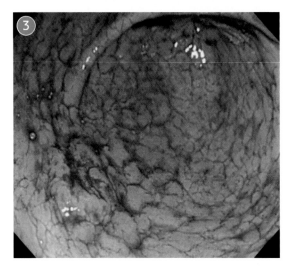

请注意凹陷的边界和表面纹理!

●喷洒靛胭脂后可见凹陷边缘不规则,凹陷面可见大小不同的小区纹理。
●凹陷边界在大弯侧是明显的,但前壁侧仍不明显。其周边也可见轻度不规则的色素沉积。
●仍然无法判断癌的进展范围是局限在凹陷部分,还是进展到其周边黏膜。

接着怎么办?

●为进一步详细观察并诊断其进展范围,接着行 NBI 放大观察。

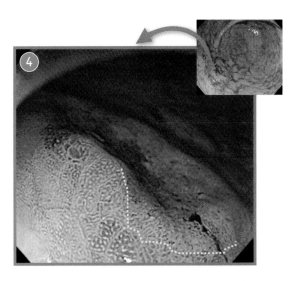

请注意近端的表面纹理！

● 近端可见规则的腺窝状结构，凹陷内部显示为大小不同、不规则的绒毛状结构。

● 不规则的表面纹理波及部分隆起表面。

● 表面纹理不规则的边界是很明显的，故可诊断病灶的进展范围为黄虚线所示。

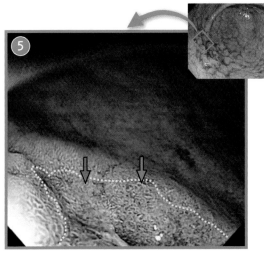

请注意不规则的表面纹理！

● 左图所示为常规观察所看到的边界不明显的前壁侧。

● ➡️ 所示部分可见大小不同、不规则的绒毛状结构，故考虑该部位亦为肿瘤。

请注意不清晰的表面纹理！

● ➡️ 所示部分的表面纹理不清晰，故推测该部位的分化程度较低。

● 周边可见规则的腺窝状结构，故可诊断病灶边界为黄虚线所示。

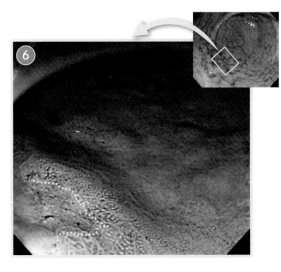

请注意大弯侧的表面纹理！

● 该图为大弯侧的 NBI 放大图像。凹陷部分可见细微不规则的绒毛状结构，隆起及其周边可见规则的腺窝状结构。故可诊断肿瘤仅限于凹陷部分，周围为非肿瘤。

● 综上所述，肿瘤的进展范围基本局限于发红的凹陷部分，所以答案为①。

● 但是，因其部分表面纹理不清晰，故考虑部分分化程度较低，故需要考虑上皮下进展的可能性。

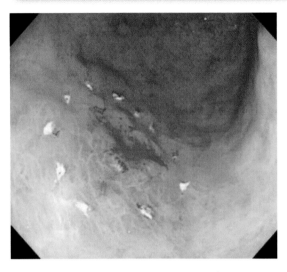

进行标记！

● 因推测部分病灶存在低分化的组织，需要考虑黏膜下进展，故比常规标记更向外侧进行了大范围标记。

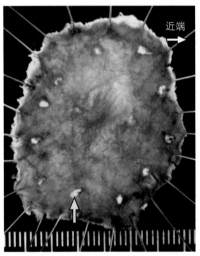

请注意颜色！

● 图的右侧为近端。
● 中央可见发红的凹陷及其周边的发白隆起。

请注意凹凸！

● 近端的凹陷及隆起的边界明显，前壁侧（图的下方）及远端（图的左侧）的边界不明显。
● 前壁侧的凹陷似乎已进展至 ⇨ 所示的标记附近。

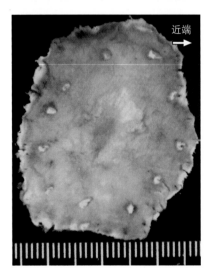

固定后表面纹理更为清晰！

● 固定标本上表面纹理更为清晰，凹凸差异也更容易辨认。可见凹陷部分局限于标记之内。
● 改变照明的角度，使之与标本趋于平行，则凹凸差异更明显。

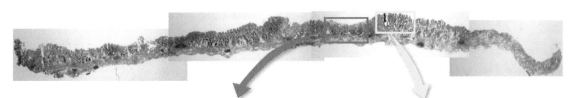

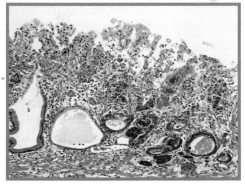

凹陷部分的病理图像。表层未见腺管形成，诊断为低分化型腺癌（por）。

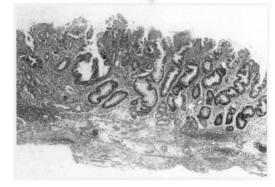

隆起部分的病理图像。诊断为形成小型腺管的中分化型腺癌（tub2）。

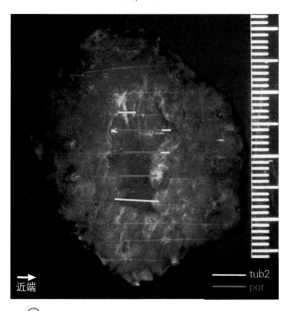

近端

——— tub2
——— por

最终诊断

胃腺癌，
por > tub2，T1（M），1y0，v0，
LM（–），VM（–），pType 0–Ⅱc，
15mm×10mm，L，Ant，Gre。

总结　该病例常规观察下的范围诊断较为困难。在 NBI 放大观察下，根据表面纹理的差异确定了进展范围。活检结果是高分化型腺癌，但根据部分病灶的表面纹理不清晰，因此推测可能存在低分化组织。含有低分化部分的病灶是否是 ESD 扩大适应证还未有定论，需要慎重考虑。该病例不是纯粹的低分化型腺癌，而是大部分为分化型癌，在其表层出现了分化程度的变化，总体而言面积上低分化型腺癌较多。

答案　　　　侧向浸润范围为①。

（田沼德真）

该病灶的侧向浸润范围是怎样的?

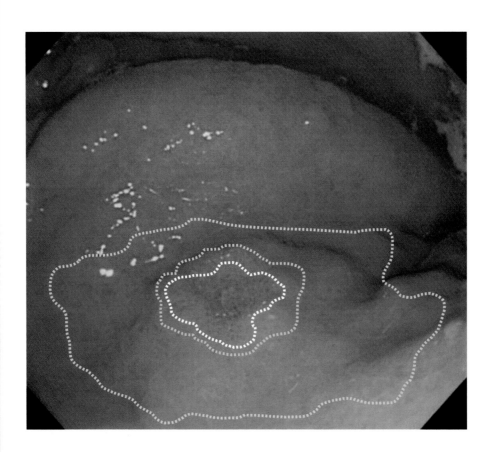

请选择:

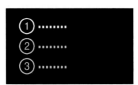

① ·······
② ·······
③ ·······

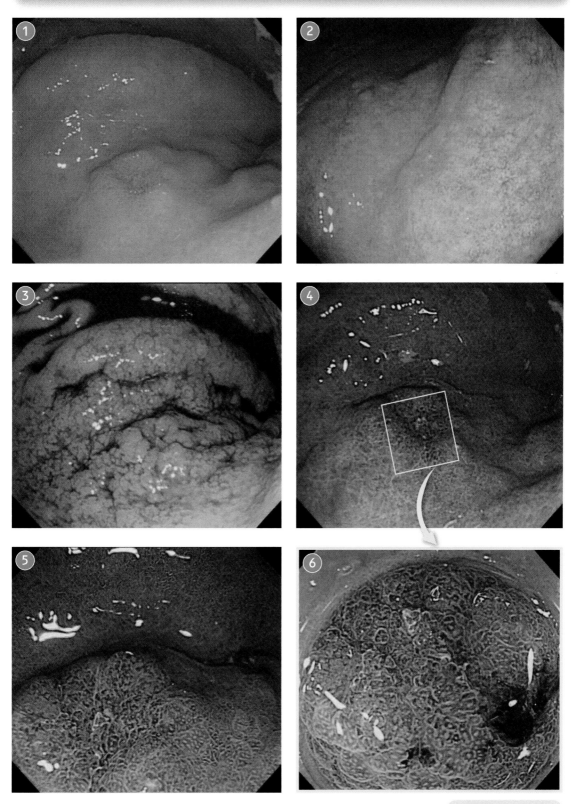

☞ 解说从下一页开始

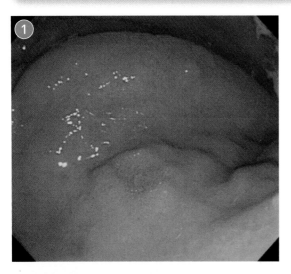

请注意发红的部分！

● 胃体上部后壁以胃体腺黏膜为背景，可见一发红的凹陷型病灶。

● 需要注意到轻微的发红凹陷才能发现该病灶。所以如图所示，在空气量较少的情况下更容易发现。

请注意周边的颜色！

● 发红凹陷的周边可见轻微发白的区域。

● 发白区域基本与边缘隆起一致。

如何解释？

● 发白区域波及边缘隆起的外侧，但其边界不明显。

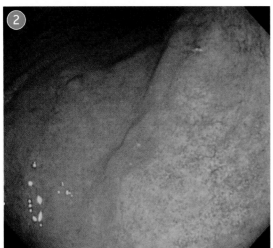

请注意红色部分！

● 图②的图像是空气量较多时的图像。病灶显示为轻微的发红黏膜。

● 与图①相比，由于空气量较多其凹凸变得不明显。

请注意发白部分！

● 发红部分的近端可见发白的区域，其边界不明显。

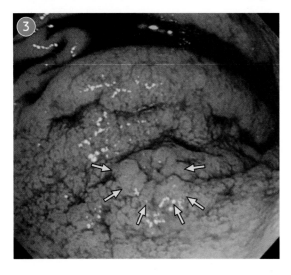

请注意凹凸！

● 这是喷洒靛胭脂后的远观图像。

● 与凹陷周围相比，凹陷内部的小区纹理较为粗大。且这样粗大的小区纹理延伸至边缘隆起（⇨），提示癌可能进展至边缘隆起。

接着怎么办？

● 为进一步详细观察并诊断其进展范围，接着行 NBI 放大观察。

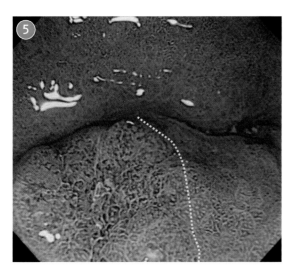

请注意表面纹理！

- 病灶近端的 NBI 低倍放大图像。
- 黄虚线右侧可见规则的腺窝状结构，左侧为绒毛状结构和小型的腺窝状结构。

请注意绒毛的大小和形状！

- 凹陷内部可见较大的绒毛，且其大小不同，形态亦不规则，部分有融合。绒毛状结构的周围可见小型的腺窝，其密度是增高的。
- 黄虚线右侧可见规则的腺窝状结构。
- 综上所述，可知病灶波及边缘隆起，范围如黄虚线所示。

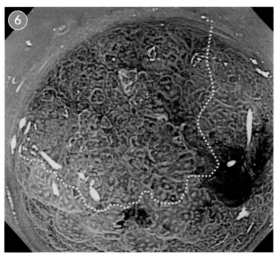

要点！

接着提高放大倍数观察！

- 病灶近端的 NBI 中倍放大图像。
- 黄虚线下方可见规则的腺窝状结构，上方为不规则的绒毛状结构。绒毛大小不同，形态不均一且不规则。
- 综上所述，可诊断病灶近端的边界为黄虚线所示。

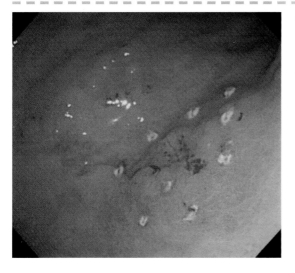

- NBI 放大观察下进行了标记。
- 左图为全周标记后的图像。
- NBI 放大观察诊断的病灶范围与靛胭脂染色后显示为粗大小区纹理的部分一致。所以答案为②。

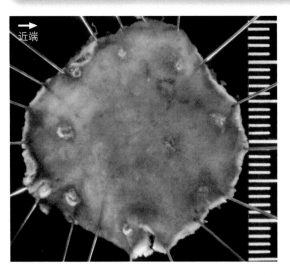

请注意颜色！

● 图的右侧为近端。
● 中央可见发白部分，其边界不明显。

请注意表面纹理！

● 中央可见轻微的凹陷。
● 周边可见绒毛状结构，中央可见粗大的纹理，边界仍然不明显。

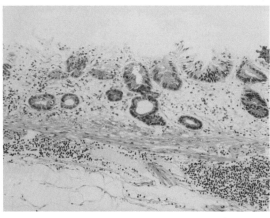

观察病理图像！

● 病灶中央的病理图像。
● 可见结构异形，诊断为高分化型腺癌（tub1）。

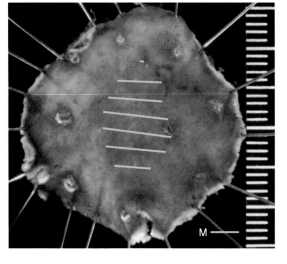

● 在新鲜切除标本上标记了癌的范围。
● 蓝线所示为癌的进展范围，所有部分均为 tub1 的黏膜内癌。

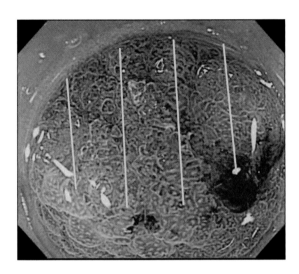

●在病灶近端的 NBI 中倍放大图像上标记了癌的范围。

●病灶范围与不规则绒毛状结构的范围一致。

最终诊断

胃腺癌，tub1，T1 (M)，ly0，v0，LM (−)，VM (−)，pType 0– Ⅱc，14mm × 10mm，U，Post。

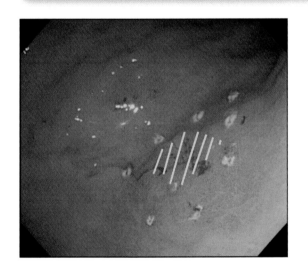

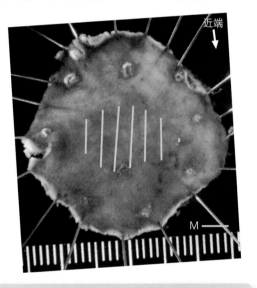

总结　右上图为新鲜切除标本的图像，为了与内镜图像作对比，将其进行旋转使之与内镜图像方向一致。左侧内镜图像上的蓝线显示了癌的进展范围。常规观察下的范围诊断为凹陷部分，但色素内镜及 NBI 放大观察下均诊断其波及边缘隆起。最终的范围诊断为②。如果侧向进展范围的诊断不正确，则即使 ESD 一次性全部切除了病灶，仍会造成其切端为阳性，所以需要非常详细的观察和诊断。

答案　侧向浸润范围为②。

（山里哲郎）

该病灶的组织学形态是什么？

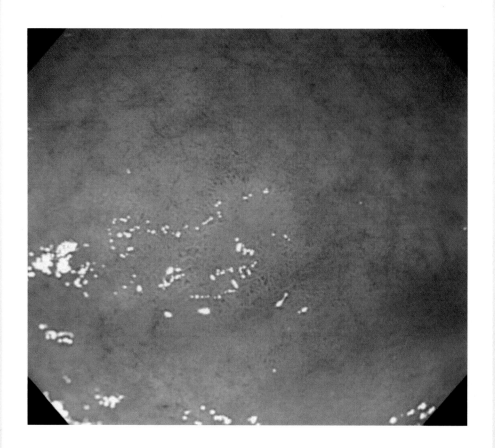

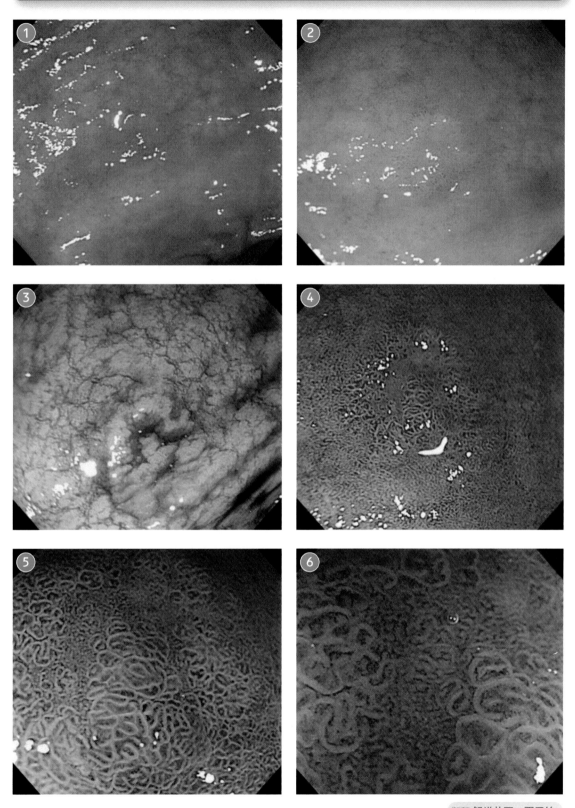

☞ 解说从下一页开始

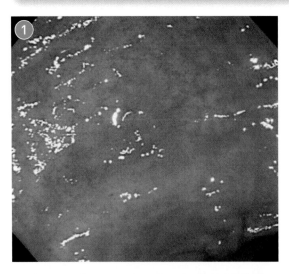

请注意血管透见不明显的部分!

● 背景黏膜可见血管透见的亢进,可判断为萎缩性胃炎。

● 胃窦小弯的左图中央部位可见一片血管黏膜透见不明显的区域。

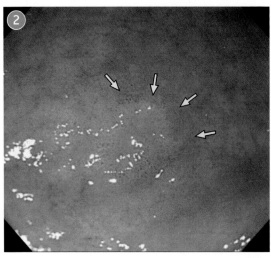

接近病灶观察!

● 接近后可见该部有一个发白的凹陷型病灶。部分边界较为明显（⇒），其边缘不规则。其他边界都很不明显,无法完全看清病灶整体。

如何解释?

● 这是一个边界部分明显发白的凹陷型病灶,单发且边缘不规则,故考虑其为低分化型腺癌。

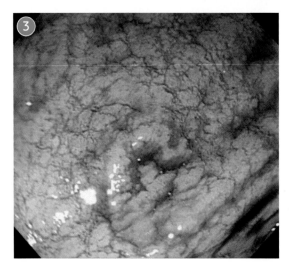

喷洒色素观察!

● 喷洒色素后病灶变得较为清晰,是一个伴有边缘隆起的凹陷型病灶。

● 但常规观察下看到的发白凹陷的边界反而变得更加不明显。

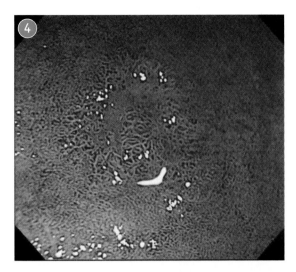

接着 NBI 放大观察病灶！

● NBI 低倍放大观察可见伴有边缘隆起的凹陷型病灶。

● 凹陷部的边界不规则较为明显，但边缘隆起和背景黏膜之间的边界不明显。

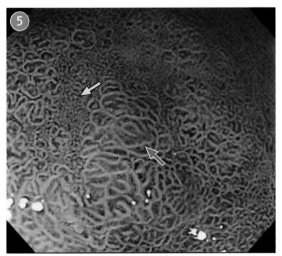

接着 NBI 中倍放大观察病灶！

● NBI 中倍放大观察可更详细地分析表面纹理。

请注意边缘隆起！

● 凹陷的边缘隆起（➡）显示肿大的绒毛状结构和一部分的腺窝状结构，两者均形态规则，故考虑该部分为非肿瘤。

请注意凹陷部分！

● 凹陷部分显示高密度的绒毛状结构和腺窝状结构，两者均形态不规则、大小不同（⇨），故考虑该部分为肿瘤。

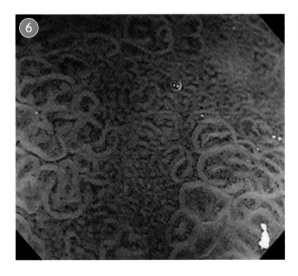

接着 NBI 高倍放大观察病灶！

● NBI 高倍放大观察可观察血管纹理。

● 血管分布较为规则，故诊断为高分化型腺癌（tub1）。

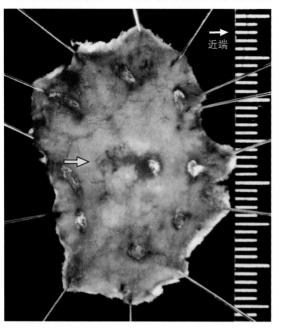

观察新鲜切除标本！

- 图的右侧是近端。
- 中央可见不规则的发红凹陷。
- 根据颜色差异可辨认病灶的边界，但远端的边界（⇨）仍不明显。

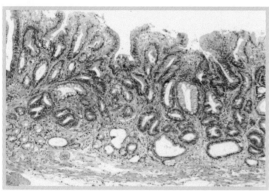

观察病理标本！

- 这是病灶中央部分的病理图像（HE 染色）。
- 可见有结构异形的不规则腺管增生。
- 表面为肿瘤，下方为非肿瘤，呈现双层结构。

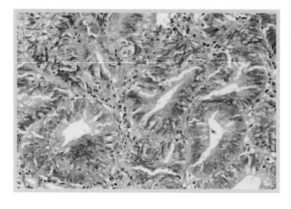

高倍放大观察！

- 可见具有不规则细胞核的肿瘤细胞增殖。
- 可见 N/C 比增大，细胞核排列及极性紊乱，故诊断为 tub1，浸润深度 M。

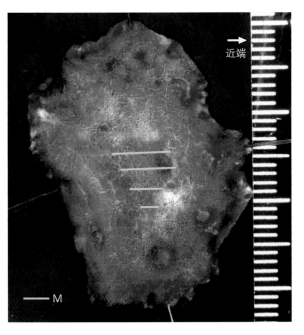

最终诊断

胃腺癌，
tub1，T1（M），1y0，v0，
LM（–），VM（–），pType 0–Ⅱc
8mm×6mm，L，Less。

对比内镜图像和新鲜标本！

● 将内镜图片的近端边缘的标记（⇨）和新
鲜标本的近端边缘的标记（⇨）在一起对
比，将新鲜标本的图像进行了旋转。

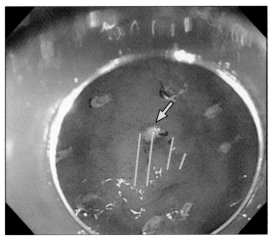

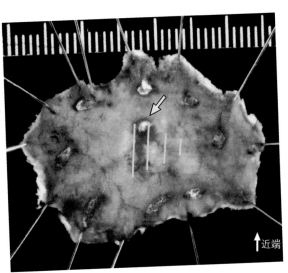

总结　胃窦小弯可见一发白的边界不明显的凹陷型病灶。常规观察下怀疑其为低分化型腺癌。喷
洒色素后边界反而变得更不明显。NBI 放大观察可见与凹陷面一致的、不规则的绒毛状结
构和腺窝状结构。同时，该部位的血管纹理也是不规则的。但血管分布有规律，故诊断为高分化型腺癌
（tub1）。NBI 放大观察在诊断本例的组织学形态上很有用。

答案　病理组织学形态为①高分化型腺癌（tub1）。

（三池　忠）

该病灶的侧向浸润范围是怎样的？

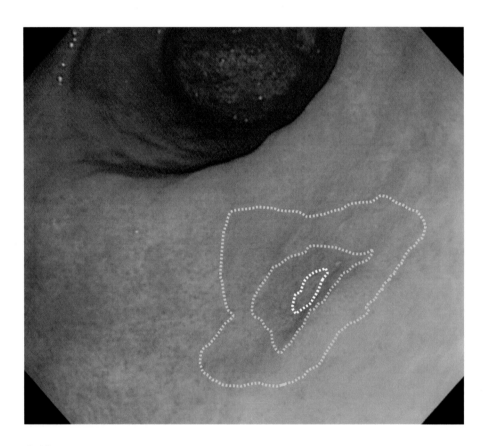

请选择：

① ········
② ·······
③ ·······

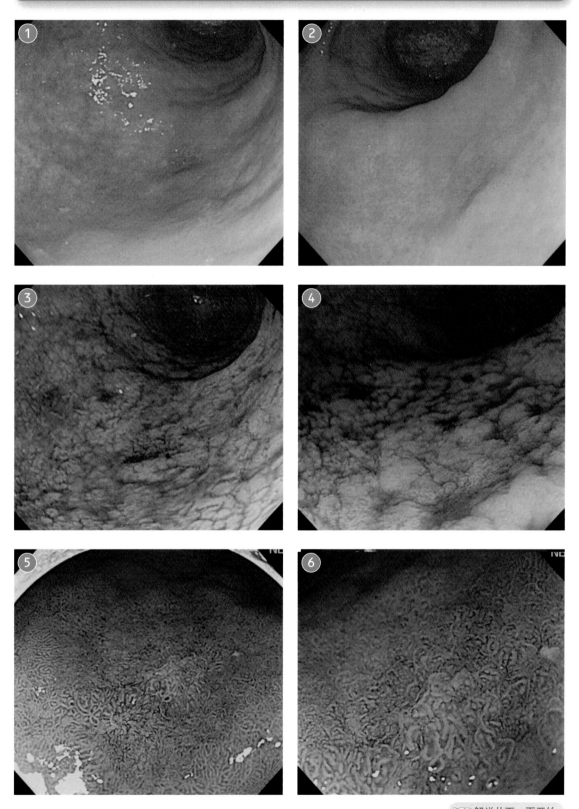

☞解说从下一页开始

问题 19　该病灶的侧向浸润范围是怎样的？

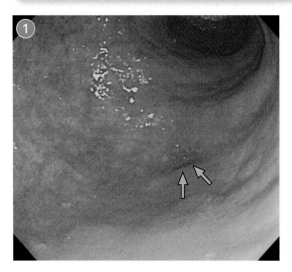

首先常规观察病灶！

● 背景黏膜可见血管透见的亢进，黏膜红白相间，可判断其为萎缩性胃炎。

● 胃窦大弯前壁侧可见一发红的凹陷型病灶，远端边界较不明显，近端的边界由于颜色差异显得很明显（⇒），故需怀疑该部位为上皮来源的肿瘤。

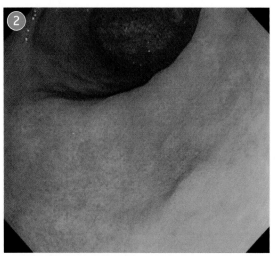

接近观察病灶！

● 接近病灶观察仍无法清晰地辨认其边界。

● 病灶轻度凹陷，边缘可见轻度隆起，隆起的边界亦不明显。

● 病灶内部未见明显的凹凸不平。

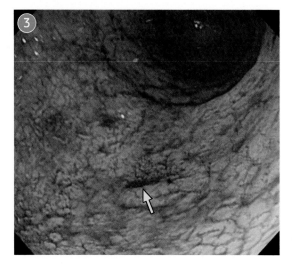

喷洒靛胭脂后观察！

● 喷洒靛胭脂后，凹陷内可见色素的沉着（⇒）。

● 可见轻度的边缘隆起，但和常规观察下一样，隆起的边界不明显。

● 凹陷内显示比周边黏膜更细微的黏膜纹理，根据表面纹理的差异，可清晰辨认凹陷部分的边界。

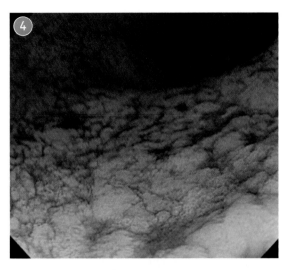

继续更加接近病灶观察！

● 更加接近病灶观察，可见与周边规则的纹理相比，病灶内部显示大小不同的纹理，且形态不规则。但是无法清晰辨认其边界。

● 常规观察下一部分的边界是明显的，喷洒靛胭脂后可见病灶内部的纹理不规则，因此尽管整体的边界不是很明显，但仍需要考虑上皮来源的肿瘤。

● 为进一步详细观察其表面纹理，接着行 NBI 放大观察。

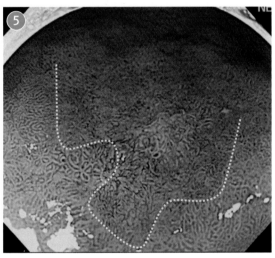

接着 NBI 放大观察病灶！

● NBI 放大观察可见周边黏膜呈规则的绒毛状结构，病灶内部为高密度、细微不规则的绒毛状结构。根据纹理及密度的差异，可清晰确认其边界（黄虚线）。

● NBI 观察下可见不规则的绒毛状结构，并且有明显的边界，故考虑为分化型腺癌。

● 为详细观察内部结构，加大放大倍数后进一步观察。

要点！

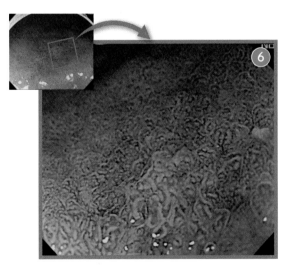

接着加大放大倍数后观察病灶！

● 可见其纹理基本为腺窝。

● 腺窝大小不同，形态不规则，血管不规则并形成血管网络，故诊断为分化型腺癌。

● 综上所述，诊断为 0-Ⅱc，分化型腺癌，浸润深度 M。

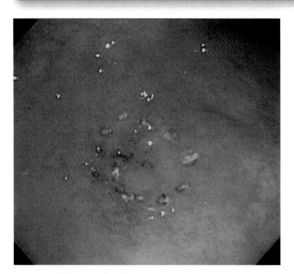

进行标记！

● NBI 放大观察下确认病灶边界，在其外侧如图所示进行了标记。

● NBI 放大观察下诊断的侧向进展范围，与色素内镜下观察到的表面纹理有差异的部分一致。

● ESD 一次性全部切除了病灶。

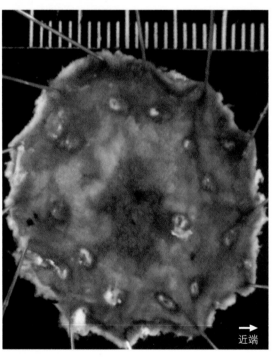

近端

观察新鲜切除标本！

● 图的右侧是近端。

● 中央可见伴有边缘隆起的、不规则的发红凹陷。

● 根据颜色和凹凸的差异可清晰辨认病灶的边界。

● 边缘隆起的颜色与周边黏膜无差别，故考虑其为非肿瘤黏膜。

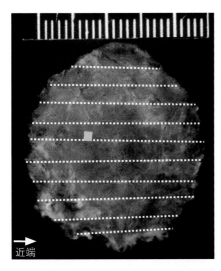

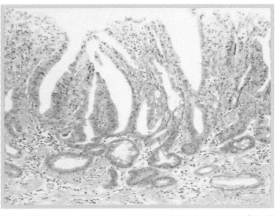

这是凹陷部分的病理图像。可见细胞核肿大的细胞形成有结构异形的不规则腺管，诊断为高分化型腺癌（tub1）。

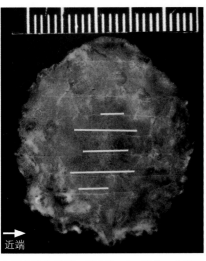

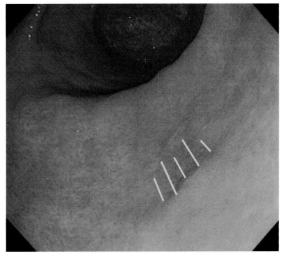

左图中蓝色线所示部分为 tub1 部分。右图是内镜图像，可见该病灶的侧向进展范围为②，这个范围相当于常规观察下发红的部分，也就是靛胭脂染色后纹理不规则的部分，以及 NBI 放大观察下显示不规则绒毛状结构的部分。

最终诊断

胃腺癌，**T1 (M)**，**1y0**，**v0**，**UL (–)**，**LM (–)**，**VM (–)**，**pType 0– Ⅱ c**，**12mm×9mm**，**L**，**Gre**。

总结 常规观察及色素内镜下边界不明显，但通过 NBI 放大观察准确诊断了侧向进展范围。

答案 ▶ 侧向浸润范围为②。

（吉田 晃）

该病灶的浸润深度是多少？

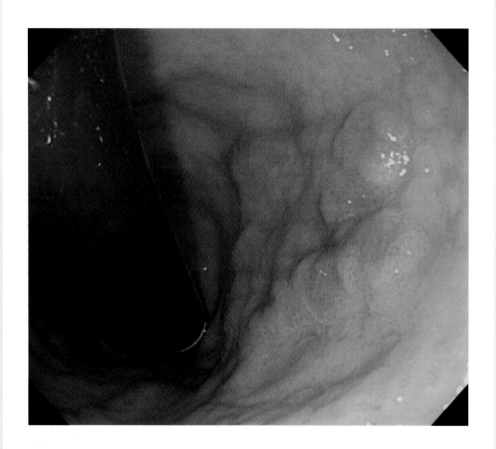

请选择：

① M（黏膜层）

② SM1（黏膜下层浅层）

③ SM2（黏膜下层深层）

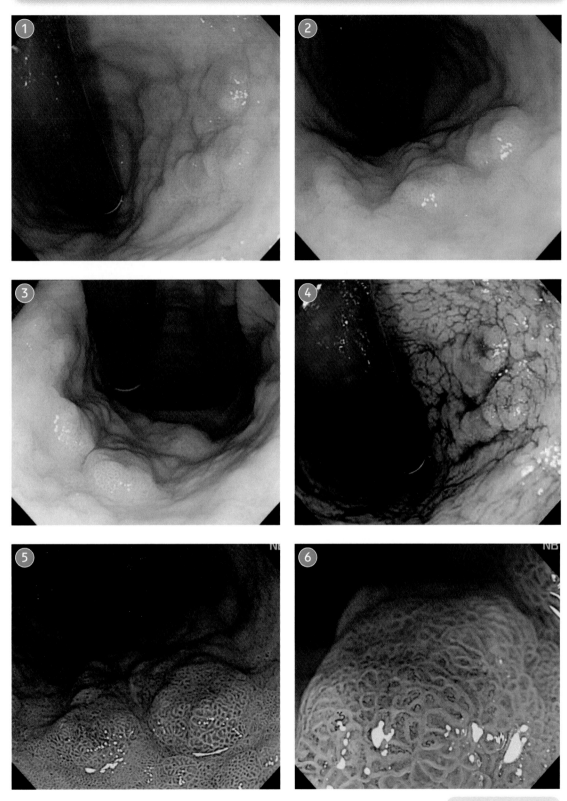

☞ 解说从下一页开始

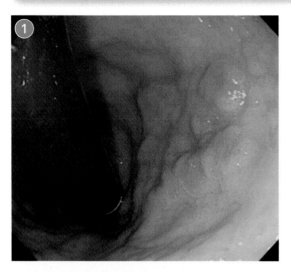

请注意隆起!

●胃体上部下弯可见一边界清晰、发红的隆起型病灶。病灶呈多发的结节状隆起,与内镜镜身相比可推测其大小大约3cm,是个较大的病灶。

请注意病灶的伸展性!

●充气后可见病灶的伸展性良好。

如何解释?

●隆起的边界明显且发红,故考虑为高分化型腺癌。尽管病灶较大,但其伸展性良好,故考虑其为较浅的病灶。

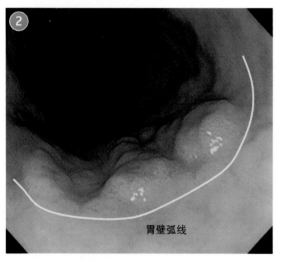

胃壁弧线

要点!

从切线方向进行观察!

●从切线方向观察可见病灶有一定的厚度。
●病灶大概有数毫米的厚度,但其黏膜下未见增厚,胃壁弧线也未变形。

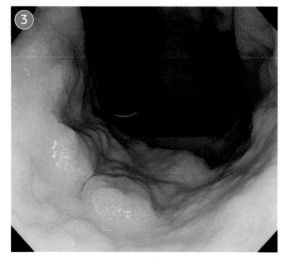

调整空气量观察!

●吸气后病灶变形明显,可知其是个柔软的病灶。

如何解释?

●因其为柔软的病灶,且未见胃壁弧线的变形,故推测其为黏膜内癌。
●综上所述答案是① M(黏膜层)。

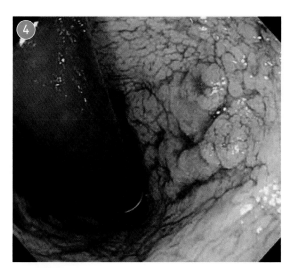

请注意隆起的边界和表面纹理!

● 喷洒靛胭脂后，隆起的边界变得非常明显。

● 隆起部分可见与周围小区纹理不同的不规则色素沉着。

● 边界明显且表面纹理不规则的表现，符合高分化型腺癌的表现。

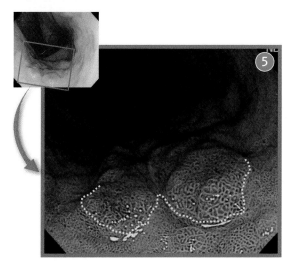

请注意表面纹理!

● NBI 观察远端，中倍放大下可见周围显示规则的绒毛状结构，隆起部位可见较大的不规则绒毛。

● 与常规观察下一样，可确定隆起边界就是肿瘤边界，如黄虚线所示。

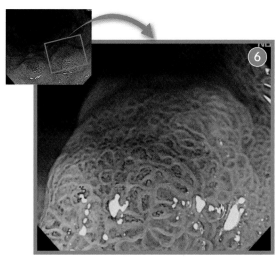

请注意绒毛内的血管!

● NBI 高倍放大下观察绒毛内的血管。

● 血管的粗细不同比较轻微，但走向不规则很明显。诊断为肿瘤。

● 综上所述，诊断为高分化型腺癌（tub1），0-Ⅱa，浸润深度 M，肿瘤长径超过 2cm，为 ESD 的扩大适应证。

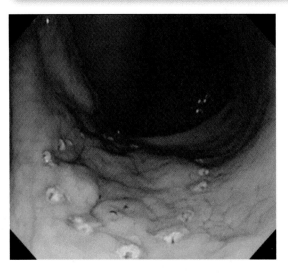

进行标记！

● 在隆起的外侧如图所示进行了标记。
● 病灶分布在胃体上部至胃体下部，范围较广。

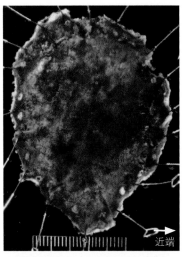

近端

请注意颜色！

● 隆起整体均发红。

请注意凹凸！

● 病灶凹凸不平，可见大小不同的颗粒状结构。

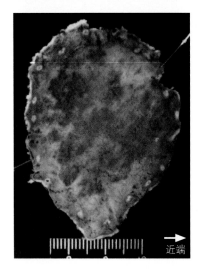

近端

固定后表面纹理更为清晰！

● 固定后发红的部分变为褐色。
● 改变照明角度，使之与标本趋于平行，则凹凸差异更明显。

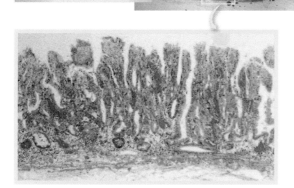

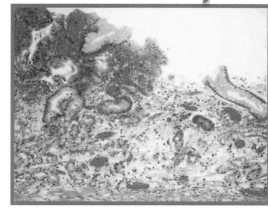

可见形成腺管的肿瘤细胞的增生，诊断为 tub1。

隆起边界和肿瘤边界是一致的。

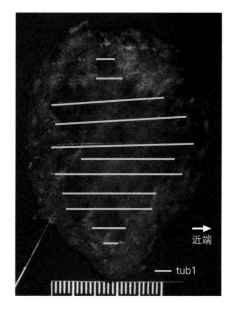

近端 →

—— tub1

★ **最终诊断**

胃腺癌，
tub1，T1（M），1y0，v0，LM（−），
VM（−），pType 0−Ⅱa，
38mm × 30mm，M，Less。

总结　该病例尽管病灶较大，整体浸润深度均为 M。诊断这种病灶的浸润深度时，需要从切线方向观察病灶的厚度，以及调整空气量评价病灶的软硬度。该病例未见黏膜下增厚，可见改变空气量后的变形，故诊断浸润深度为 M，可行 ESD 治疗。

答案　　浸润深度为①。

（田沼德真）

Endoscopic Diagnosis of Gastric Adenocarcinoma for ESD

ESD no tameno Igan Jutsuzen Shindan
©Oyama Tsuneo 2010
Originally published in Japan in 2010 by Nankodo Co.,Ltd.
Chinese translation rights arranged through TOHAN CORPORATION,TOKYO.

图书在版编目（CIP）数据

胃癌ESD术前诊断/（日）小山恒男主编；陈佩璐，钟捷主译.—沈阳：辽宁科学技术出版社，2015.12
ISBN 978-7-5381-9285-8

Ⅰ.①胃…　Ⅱ.①小…　②陈…　③钟…　Ⅲ.①胃癌—诊断　Ⅳ.①R735.204

中国版本图书馆CIP数据核字（2015）第135544号

出版发行：辽宁科学技术出版社
　　　　　（地址：沈阳市和平区十一纬路29号　邮编：110003）
印　刷　者：辽宁新华印务有限公司
经　销　者：各地新华书店
幅面尺寸：185 mm×260 mm
印　　张：14.25
插　　页：4
字　　数：300千字
出版时间：2015年12月第1版
印刷时间：2015年12月第1次印刷
责任编辑：郭敬斌
封面设计：袁　舒
版式设计：袁　舒
责任校对：李　霞

书　　号：ISBN 978-7-5381-9285-8
定　　价：168.00元

编辑电话：024-23284363　13840404767
E-mail:guojingbin@126.com
邮购热线：024-23284502
http://www.lnkj.com.cn